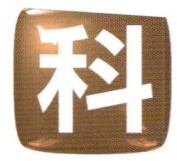

編集
鈴木洋介
東京電力病院皮膚科 科長

シリーズ協力
秋根良英
慶應義塾大学大学院健康マネジメント研究科修士課程

医学書院

> **謹告** 編集者並びに出版社として，本書に記載されている情報が最新かつ正確であるように最善の努力をしておりますが，薬剤の情報などは，時に変更されることがあります．したがって，実際に使用される際には，読者御自身で十分に注意を払われることを要望いたします．
>
> 医学書院

《すぐ調》皮膚科

発　行　2012 年 5 月 1 日　第 1 版第 1 刷 ©
編　者　鈴木洋介（すずき ようすけ）
発行者　株式会社　医学書院
　　　　代表取締役　金原　優
　　　　〒113-8719　東京都文京区本郷 1-28-23
　　　　電話　03-3817-5600（社内案内）

印刷・製本　アイワード

本書の複製権・翻訳権・上映権・譲渡権・公衆送信権（送信可能化権を含む）は（株）医学書院が保有します．

ISBN978-4-260-01463-2

本書を無断で複製する行為（複写，スキャン，デジタルデータ化など）は，「私的使用のための複製」など著作権法上の限られた例外を除き禁じられています．大学，病院，診療所，企業などにおいて，業務上使用する目的（診療，研究活動を含む）で上記の行為を行うことは，その使用範囲が内部的であっても，私的使用には該当せず，違法です．また私的使用に該当する場合であっても，代行業者等の第三者に依頼して上記の行為を行うことは違法となります．

JCOPY 〈（社）出版者著作権管理機構　委託出版物〉
本書の無断複写は著作権法上での例外を除き禁じられています．複写される場合は，そのつど事前に，（社）出版者著作権管理機構（電話 03-3513-6969，FAX 03-3513-6979，info@jcopy.or.jp）の許諾を得てください．

読者のみなさんへ

　皮膚科疾患は、内科疾患とは異なり、医師だけでなく、看護師さんをはじめとした医療従事者や患者さん自身にも病気が見えるのが特徴です。しかしその一方で、皮膚科疾患は見た目が似ていたり、疾患名が難しい、略語がわからないなどと、苦手意識を持っている方も多いと思います。

　そのような方のために、本書では日常診療でよくみる疾患や薬剤・略語など、皮膚科の知識をコンパクトにまとめました。特によくみられる疾患については、その特徴をまとめ、写真を掲載しました。病名や略語、薬剤の名称などがわからなくなったとき、また、ちょっとした休憩時間などに眺めるだけでも、知識を高められると思います。

　いつも白衣のポケットに入れて、日々の診療業務に役立てていただければ幸いです。

2012 年 3 月
編者　鈴木洋介

もくじ

解剖・主な疾患

皮膚の解剖	2
爪の構造	3
皮疹	4
悪性黒色腫	6
足白癬	7
アトピー性皮膚炎	8
アナフィラクトイド紫斑	9
乾癬（尋常性）	10
陥入爪	11
基底細胞腫	12
菌状息肉症	13
血管拡張性肉芽腫	14
口唇疱疹	15
色素性母斑	16
脂腺母斑	17
褥瘡	18
脂漏性角化症	19
尋常性疣贅	20
帯状疱疹	21
男性型脱毛症	22
丹毒	23
伝染性軟属腫	24
伝染性膿痂疹	25
凍瘡	26
ボーエン病	27
粉瘤（粥腫）	28

解剖・主な疾患

皮膚の解剖

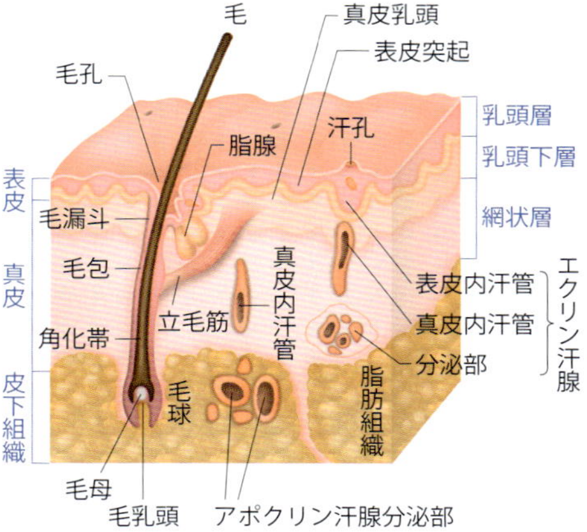

- 毛
- 真皮乳頭
- 表皮突起
- 毛孔
- 汗孔
- 乳頭層
- 乳頭下層
- 脂腺
- 表皮
- 毛漏斗
- 網状層
- 真皮
- 毛包
- 真皮内汗管
- 表皮内汗管
- 角化帯
- 立毛筋
- 真皮内汗管
- 分泌部
- エクリン汗腺
- 皮下組織
- 毛球
- 脂肪組織
- 毛母
- 毛乳頭
- アポクリン汗腺分泌部

Memo

爪の構造

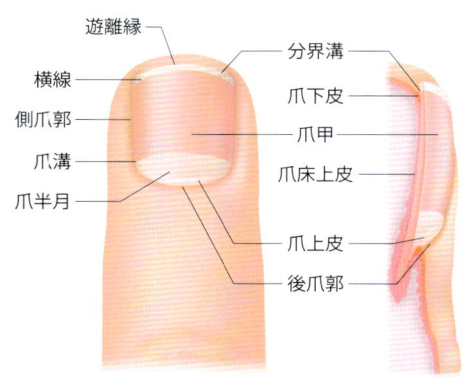

解剖・主な疾患

皮疹

■ 斑

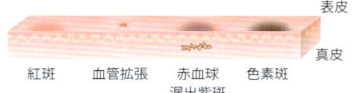

紅斑　　血管拡張　　赤血球　　色素斑
　　　　　　　　　漏出紫斑

■ 膨疹
ぼうしん

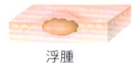

浮腫

■ 丘疹・結節
きゅうしん

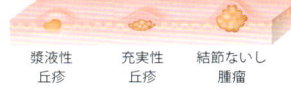

漿液性　　充実性　　結節ないし
丘疹　　　丘疹　　　腫瘤

■ 水疱・膿疱
すいほう　のうほう

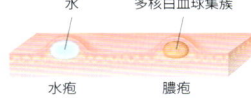

■ 囊腫
のうしゅ

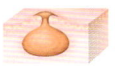

■ びらん・潰瘍

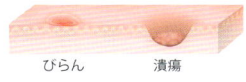

びらん　　　潰瘍

■ 亀裂・鱗屑・痂皮

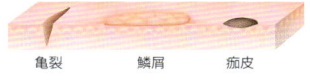

亀裂　　　鱗屑　　　痂皮

■ 胼胝・膿瘍

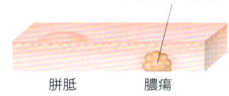

多核白血球集簇

胼胝　　　膿瘍

■ 瘢痕・萎縮

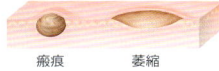

瘢痕　　　萎縮

解剖・主な疾患

悪性黒色腫

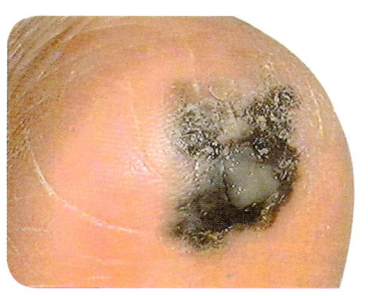

(中村健一:総合診療ブックス 皮膚科医直伝 皮膚のトラブル解決法. 2007, p32 より)

特徴

色素細胞の悪性腫瘍。
皮膚・粘膜や眼のぶどう膜に発生しやすく、転移しやすい。

....

....

....

足白癬

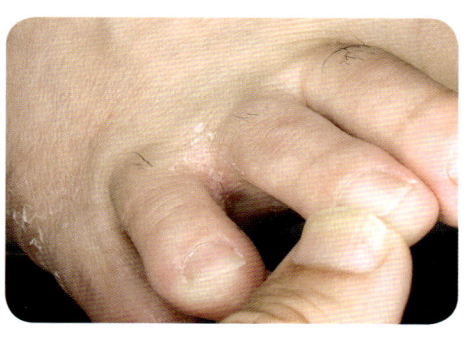

特徴

いわゆる水虫。趾間や足底に落屑や角化、亀裂がみられる。初期には瘙痒感を訴えることは少ない。

....
....
....

アトピー性皮膚炎

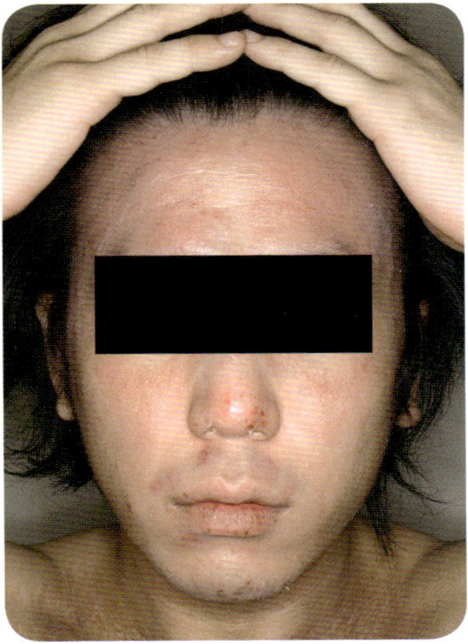

 特徴

瘙痒のある湿疹が生じる。増悪・寛解を繰り返す。

▶ アナフィラクトイド紫斑(しはん)

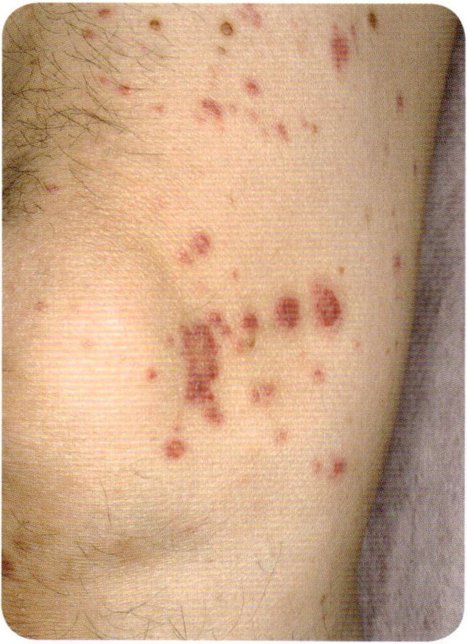

解剖・主な疾患

下肢に多発する、小紫斑。腹痛や消化管出血などの腹部症状、関節痛などの関節症状、血尿や蛋白尿などの腎症状を伴うことがある。

乾癬（尋常性）

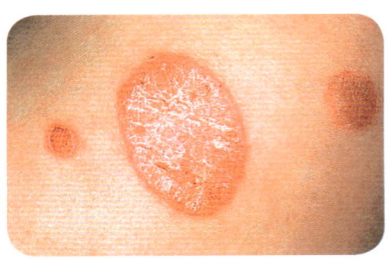

（飯塚 一：標準皮膚科学第9版. 2010, p234 より）

特徴

大小さまざまな紅色の皮疹がみられる。頭部、肘部、膝部に好発する。

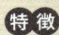 emo

....

....

....

....

10 すぐ調 ● 皮膚科

陥入爪(かんにゅうそう)

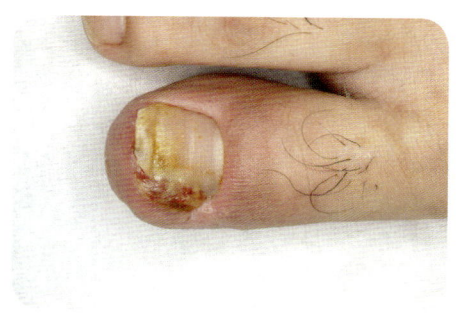

特徴

爪甲側縁が爪溝に食い込んで、炎症や感染を生じたもの。疼痛を伴う。爪の切りすぎや、窮屈な靴やスポーツなど外的要因によって生じる。

解剖・主な疾患

emo

基底細胞腫

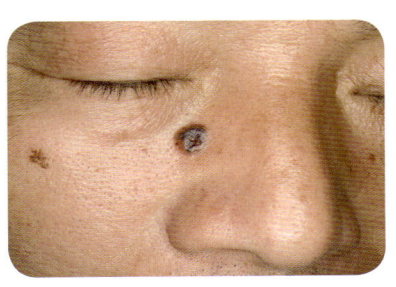

特徴

下眼瞼下、鼻部、上口唇に多く発生する皮膚の悪性腫瘍。高齢になるほど発生頻度が高くなるが、転移することは非常にまれ。

菌状息肉症
きんじょうそくにくしょう

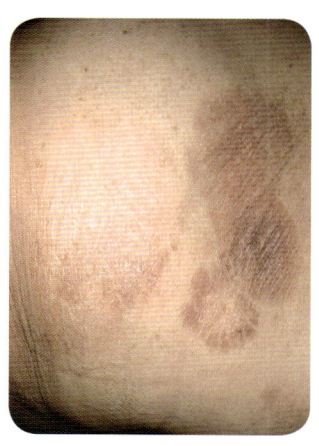

解剖・主な疾患

 特徴

皮膚悪性リンパ腫の1つで、40歳代以降によくみられる。初期には紅斑がいくつか出現し、数年～数十年にわたって、徐々に増えていく（紅斑期）。その後、紅斑部の一部が肥厚し、扁平に隆起する（扁平浸潤期）。更に進行すると、褐色から暗赤色の結節や腫瘤が生じる（腫瘍期）。

血管拡張性肉芽腫

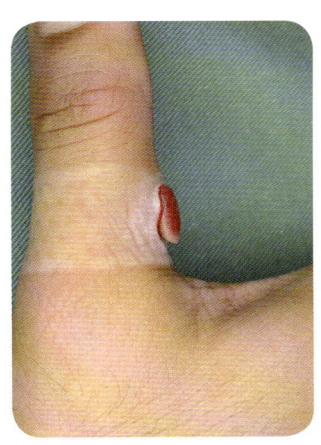

特徴

主に毛細血管を構成する細胞の増殖により形成された、良性腫瘍。外傷や感染を契機に発症し、短期間で増大するケースが多い。手指に好発する。

口唇疱疹
こうしんほうしん

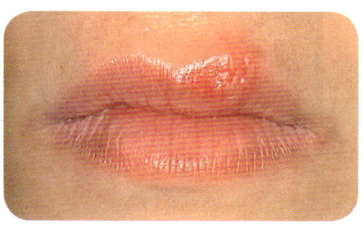

(小澤　明：標準皮膚科学第9版. 2010, p523 より)

解剖・主な疾患

特徴

口唇やその周囲に発症する単純疱疹（ヘルペス）。
瘙痒感、違和感などの前駆症状の後、浮腫性紅斑と小水疱が現れる。再発することが多いが、再発時は症状が軽度になる。

 emo

....

....

....

....

色素性母斑 (しきそせいぼはん)

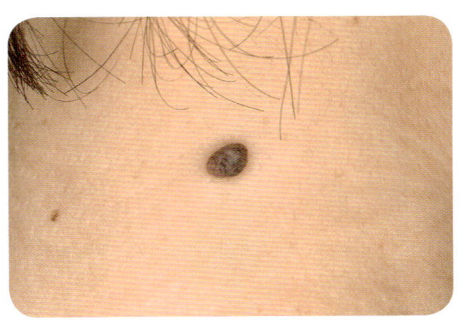

特徴

黒子（ホクロ）に代表されるような、色素斑ないし結節。

emo

脂腺母斑
（しせんぼはん）

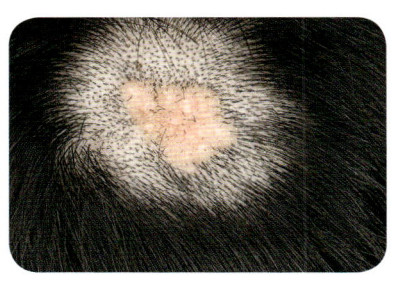

 特徴

多くは、生下時ないし生後間もない時期に、頭部・顔面にできる円形または楕円形の黄色斑。頭部では、脱毛斑になることが多い。

Memo

解剖・主な疾患

褥瘡(じょくそう)

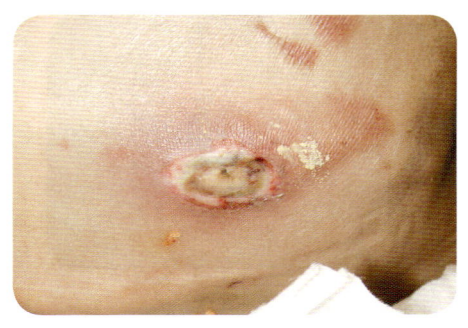

特徴

持続する圧迫によって生じる皮膚障害。知覚神経損傷、意識障害、血行障害などの基礎疾患や、長期臥床、低栄養などの生活状況によって生じる。創内の深さ、損傷周囲やポケットの大きさ、炎症/感染の状態などから状態を評価する⇒ DESIGN-R (p.34 参照)」

脂漏性角化症(しろうせいかくかしょう)

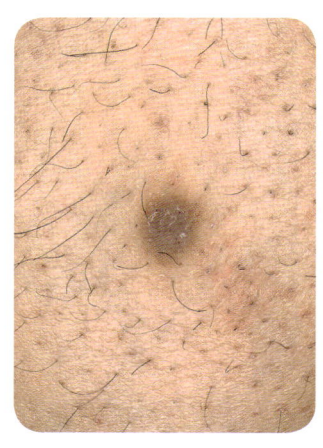

解剖・主な疾患

 特徴

皮膚の老化に伴ってできる良性腫瘍。多くは褐色調で、表面が角化している。

尋常性疣贅
(じんじょうせいゆうぜい)

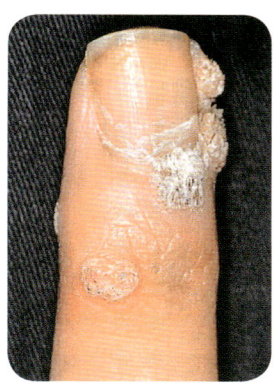

(小澤 明：標準皮膚科学第9版. 2010, p529より)

特徴

小さいものは表面が平らで光沢があるが、大きくなると角化がみられる。手足に好発し、青年に多い。ヒト乳頭腫（パピローマ）ウイルス感染が原因。

帯状疱疹(たいじょうほうしん)

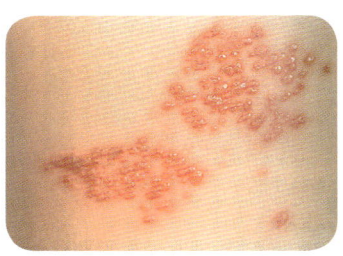

(小澤 明:標準皮膚科学第9版, 2010, p526 より)

解剖・主な疾患

特徴

疼痛とともに、紅斑と小水疱が帯状に分布する。経過とともに破れてびらんや潰瘍を形成し、次第に痂皮(かさぶた)をつくって、3週間程度で治癒する。小児期に水痘に罹患後、潜伏していたウイルスが何らかの理由で再活性化して発症する。

emo

....

....

....

男性型脱毛症

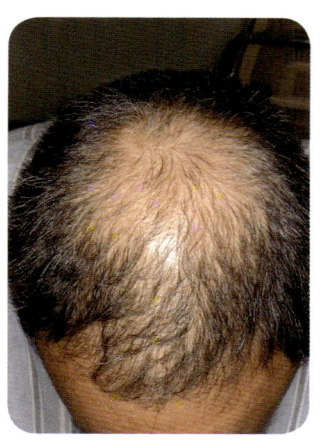

男性ホルモンの影響により発症する脱毛症。いわゆる「若はげ」。

丹毒(たんどく)

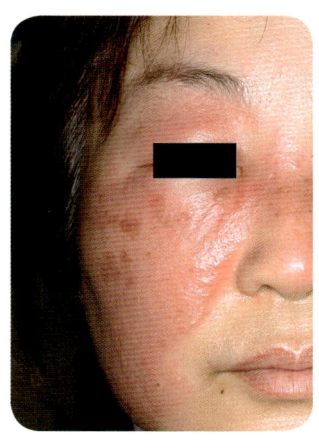

解剖・主な疾患

特徴

顔面や下肢などに好発する浮腫性紅斑。悪寒、戦慄、高熱を伴う。通常、片側性、単発性、境界が明瞭。浮腫は徐々に拡大し、局所の熱感、圧痛、摩擦痛がみられる。皮膚の細菌感染症の一型。

伝染性軟属腫

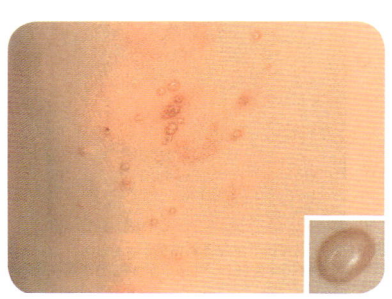

(小澤 明:標準皮膚科学第9版. 2010, p532 より)

特徴

伝染性軟属腫ウイルスの感染により生じる。「みずいぼ」とも呼ばれる。小児に多くみられ、接触感染する。

....

....

....

伝染性膿痂疹
（でんせんせいのうかしん）

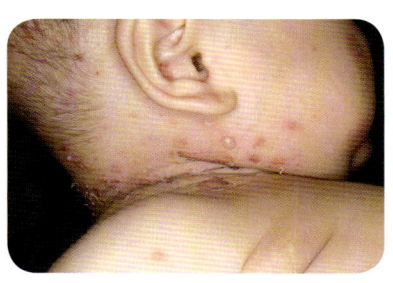

 特徴

黄色ブドウ球菌またはレンサ球菌の感染によって生じた、水疱・膿疱。「とびひ」とも呼ばれ、水疱性の膿痂疹は夏期に幼小児に多く発生し、軽度の痒みを伴う。

解剖・主な疾患

M emo

凍瘡 (とうそう)

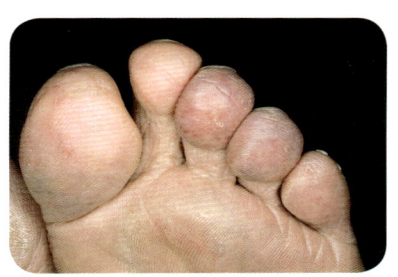

特徴

寒冷による局所皮膚の血行障害によって、生じる紅斑と腫脹。「しもやけ」とも呼ばれる。指趾や頬、鼻、耳介に好発し、痒みと痛みを伴う。厳冬期よりも、晩秋から春先に多くみられる。

 emo

ボーエン病

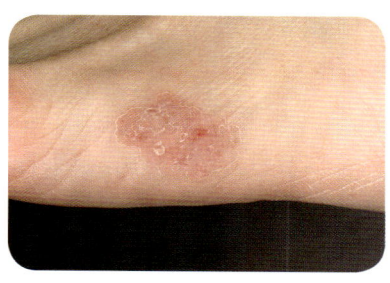

特徴

表皮内に生じた悪性腫瘍。高齢者に多くみられる。

 emo

解剖・主な疾患

粉瘤（粥腫）
ふんりゅう じゃくしゅ

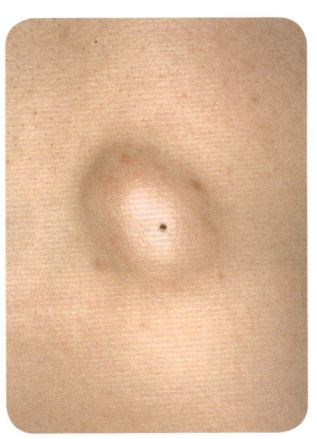

特徴

皮内から皮下にできる良性腫瘍。「アテローム」とも呼ばれる。多くは表面に黒点があり、圧迫すると、この点が開口部となって粥状物が排出される。

検査・治療

主な検査項目

■ 免疫・アレルギー検査

パッチテスト（貼布試験）	抗原物質や起炎物質を皮膚に貼布し、遅延型反応の程度を観察する方法。
プリックテスト／スクラッチテスト	皮膚表面に微細な傷をつけ、抗原薬を垂らしてその反応をみる
皮内テスト	抗原液を直接皮内に注射して、反応をみる

■ 光過敏性検査

光パッチテスト	光を浴びることで生じる、接触皮膚炎や薬疹の原因を調べる

Memo

症状と考えられる疾患

	主な疾患	
掻痒感	・湿疹、皮膚炎 ・蕁麻疹 ・急性痒疹	・全身性掻痒症 ・局所性掻痒症
疼痛	・帯状疱疹 ・せつ ・陰部単純方針 ・レイノー症状 ・閉塞性血栓性血管炎 （バージャー病）	・結節性紅斑 ・血管平滑筋腫 ・血管芽細胞腫 ・神経鞘腫
環状の紅斑	・蕁麻疹	・多形滲出性紅斑
顔面の丘疹	・尋常性ざ瘡 ・青年性扁平疣贅 ・稗粒腫	・汗管腫 ・結節性硬化症
手足の小水疱・膿疱	・掌蹠膿疱症 ・白癬（手、足） ・汗疱	・接触皮膚炎 ・手足口病 ・疥癬

熱傷の深さと予後

	症状	予後	治療
第Ⅰ度 表皮熱傷	紅斑	数日で瘢痕を残さず治癒	保存的
第Ⅱ度 真皮浅層(浅達性)熱傷	水疱	1〜2週間で治癒、軽度の色素脱失、色素沈着	保存的
真皮深層(深達性)熱傷	びらん	2〜8週間で瘢痕治癒	保存的 植皮
第Ⅲ度 皮下熱傷	焼痂 壊死	2〜4週間で焼痂が分離し、肉芽組織となる	植皮

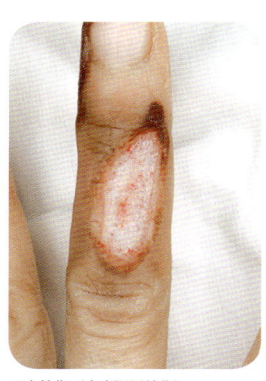

検査・治療

Ⅱ度熱傷（真皮深層熱傷）

褥瘡の経過評価―DESIGN-R

Depth 深さ
創内の一番深い部分で評価し、改善に伴い創底が浅くなった場合、これと相応の深さとして評価

d	0	皮膚損傷・発赤なし	D	3	皮下組織までの損傷
	1	持続する発赤		4	皮下組織を越える損傷
	2	真皮までの損傷		5	関節腔、体腔に至る損傷
				U	深さ判定が不能

Exudate 滲出液

e	0	なし	E	6	多量：1日2回以上のドレッシング交換を要する
	1	少量：毎日のドレッシング交換を要しない			
	3	中等量：1日1回のドレッシング交換を要する			

Size 大きさ
皮膚損傷範囲を測定:長径 (cm)×長径と直交する最大径 (cm)

s	0	皮膚損傷なし	S	15	100 以上
	3	4 未満			
	6	4 以上 16 未満			
	8	16 以上 36 未満			
	9	36 以上 64 未満			
	12	64 以上 100 未満			

〔深さのイメージ〕

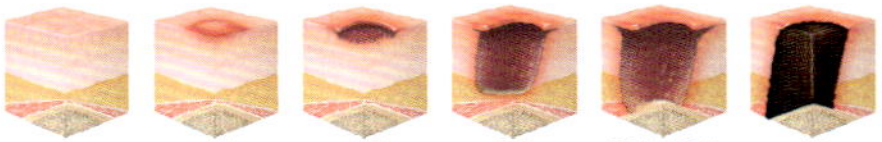

0　d1　d2　D3　D4, D5　U

Inflammation / Infection 炎症／感染			
i	0	局所の炎症徴候なし	I	3	局所の明らかな感染徴候あり（炎症徴候、膿、悪臭など）
	1	局所の炎症徴候あり（創周囲の発赤、腫脹、熱感、疼痛）		9	全身的影響あり（発熱など）

Granulation tissue 肉芽組織			
g	0	治癒あるいは創が浅いため肉芽形成の評価ができない	G	4	良性肉芽が創面の10%以上50%未満
	1	良性肉芽が創面の90%以上		5	良性肉芽が創面の10%未満
	3	良性肉芽が創面の50%以上90%未満		6	良性肉芽がまったく形成されていない

Necrotic tissue（壊死組織）
混在している場合は、全体的に多い病態をもって評価する

n	0	壊死組織なし	N	3	柔らかい壊死組織あり
				6	硬く厚い密着した壊死組織あり

Pocket（ポケット）
毎回同じ体位で、ポケット全周（潰瘍面も含め）長径（cm）×短径（cm）から潰瘍の大きさを差し引いたもの

p	0	ポケットなし	P	6	4未満
				9	4以上16未満
				12	16以上36未満
				24	36以上

＊深さ（d、D）の得点は、合計点数に加えない。

（© 日本褥瘡学会 2008）

レーザー装置と光線療法

レーザーの種類と適応

	主な適応疾患
ルビーレーザー	メラニン色素増殖性疾患
アレキサンドライトレーザー	
ダイレーザー	血管腫
炭酸ガスレーザー	疣状隆起性病変

光線療法

	主な適応疾患
赤外線療法	局所温熱作用、鎮痛作用を治療する目的で行う。
PUVA（プバ）療法	尋常性乾癬、掌蹠膿疱症、菌状息肉症、アトピー性皮膚炎、アレルギー性接触皮膚炎、移植片対宿主病（GVHD）、白斑、光過敏症（多形日光疹、慢性日光皮膚炎、日光蕁麻疹など）

主な薬剤

薬剤一覧のみかた

- 一般名 --- 沈降炭酸カルシウム
- 主要な商品と剤型 --- カルタン 錠/OD錠/細粒
- 商品の1例
- その他の商品
- 商品名 カルタレチン、沈降炭酸カルシウム

皮膚疾患外用薬

■ 抗真菌薬

■ リラナフタート

ゼフナート　クリーム / 外用液

■ クロトリマゾール

エンペシド　クリーム / 液 タオン　クリーム / ゲル / 液	後発品 クロトリマゾール、クロストリン、コトゾール、ハクセリン

■ ミコナゾール硝酸塩

フロリードD　クリーム	後発品 アムリード、ミコナゾール硝酸塩

■ ビホナゾール

マイコスポール クリーム / 液	後発品 ゼルス、ビホナゾール、アイコザール、ビクロノール、ビスコザール、ビフォノール、ビルミチン、ホスポール、マイコゾール、マインゾール、レンチェンス

■ ネチコナゾール塩酸塩

アトラント　軟膏 / クリーム / 液

■ ケトコナゾール

ニゾラール クリーム / ローション	後発品 ケトコナゾール、ケトパミン、ニトラゼン、プルナ

■ ラノコナゾール

アスタット 軟膏 / クリーム / 液	後発品 ラノコナゾール

■ ルリコナゾール

| ルリコン クリーム/液 |

■ アモロルフィン塩酸塩

| ペキロン クリーム |

■ テルビナフィン塩酸塩

| ラミシール クリーム/外用液/外用スプレー | 後発品 テルビナフィン塩酸塩、ケルガー、テビーナ、テビナシール、テルフィナビン、テルミシール、ビラス、ラミテクト |

■ ブテナフィン塩酸塩

| ボレー クリーム/液/スプレー | 後発品 塩酸ブテナフィン、メリーダム |
| メンタックス クリーム/液/スプレー | |

■ シクロピロクスオラミン

| バトラフェン クリーム/液 |

■ 抗ウイルス薬

■ ビダラビン

| アラセナ-A 軟膏/クリーム | 後発品 アラーゼ、ビダラビン、アラエビン、カサール、シオスナール、シルベラン、ビフビン、ホスラビン |

■ アシクロビル

| ゾビラックス 軟膏/クリーム | 後発品 エアーナース、ビゾクロス、ベルクスロン、ビルヘキサル |

■ イミキモド

| ベセルナ クリーム |

主な薬剤

皮膚疾患外用薬

■ その他の寄生性皮膚疾患治療薬

■ イオウ・カンフル

イオウ・カンフルローション 液

Memo

▶ 化膿性皮膚疾患治療薬

■ 抗菌薬

■ テトラサイクリン塩酸塩

アクロマイシン軟膏　軟膏 / 末

■ フラジオマイシン硫酸塩

ソフラチュール　貼付剤 / 帯

■ フシジン酸ナトリウム

フシジンレオ　軟膏

■ ゲンタマイシン硫酸塩

ゲンタシン　軟膏 / クリーム　後発品 エルタシン、ゲルナート、ゲンタマイシン硫酸塩

■ クリンダマイシンリン酸エステル

ダラシン　Tゲル / Tローション　後発品 クリンダマイシン、クリンダマイシン酸エステルゲル

■ ナジフロキサシン

アクアチム　軟膏 / クリーム / ローション　後発品 ナジフロ、ナジロキサン

■ [合剤]

クロマイP軟膏　軟膏　後発品 ハイセチンP

バラマイシン　軟膏

テラマイシン軟膏〈ポリB含有〉　軟膏

フランセチン・T・パウダー　外用散

主な薬剤

皮膚疾患外用薬 / 化膿性皮膚疾患治療薬

消炎・鎮痛・鎮痒薬

〔副腎皮質ホルモン剤〕

■ 作用が最も強力

□ クロベタゾールプロピオン酸エステル

デルモベート
軟膏 / クリーム / スカルプ

後発品 グリジール、クロベタゾールプロピオン酸エステル、ソルベガ、デルスパート、デルトピカ、マイアロン、マハディ

□ ジフロラゾン酢酸エステル

ジフラール　軟膏 / クリーム

後発品 アナミドール、カイノチーム

ダイアコート
軟膏 / クリーム

■ 作用がかなり強力

□ モメタゾンフランカルボン酸エステル

フルメタ
軟膏 / クリーム / ローション

後発品 フランカルボン酸モメタゾン、マイセラ

□ ベタメタゾン酪酸エステルプロピオン酸エステル

アンテベート
軟膏 / クリーム / ローション

後発品 アンフラベート、サレックス、ベタメタゾン酪酸エステルプロピオン酸エステル

□ フルオシノニド

シマロン
軟膏 / クリーム / ゲル

後発品 グリコベース、ソルニム、ビスコザール、ベスタゾン、ルーフル

トプシム
軟膏 / クリーム / Eクリーム / ローション / スプレーL

■ ベタメタゾンジプロピオン酸エステル

リンデロン DP
軟膏 / クリーム / ゾル
後発品 ダイプロセル、ディーピーポロン、デルモゾール DP、ヒズポット、フロダーム

■ ジフルプレドナート

マイザー　軟膏 / クリーム
後発品 サイベース、スチブロン、ソロミー、ナルタール、プラパスタ、フルナート

■ アムシノニド

ビスダーム　軟膏 / クリーム

■ ジフルコルトロン吉草酸エステル

テクスメテン
軟膏 / ユニバーサルクリーム
後発品 アフゾナ、アルゾナ、ユートロン

ネリゾナ
軟膏 / クリーム / ユニバーサルクリーム / ソリューション

■ 酪酸プロピオン酸ヒドロコルチゾン

パンデル
軟膏 / クリーム / ローション
後発品 イトロン、ハーユロン

■ 作用が強力

■ デプロドンプロピオン酸エステル

エクラー
軟膏 / クリーム / ローション
後発品 アロミドン

■ デキサメタゾンプロピオン酸エステル

メサデルム
軟膏 / クリーム / ローション
後発品 デルムサット、ヒフメタ、プロメタゾン、メインベート

■ デキサメタゾン吉草酸エステル

ザルックス　軟膏 / クリーム

ボアラ　軟膏 / クリーム

主な薬剤

消炎・鎮痛・鎮痒薬

■ ベタメタゾン吉草酸エステル

ベトネベート	軟膏/クリーム	後発品 ケリグロール、デルモゾール、ノルコット、ベクトミラン
リンデロンV	軟膏/クリーム/ローション	

■ ベクロメタゾンプロピオン酸エステル

プロパデルム	軟膏/クリーム	後発品 ベクラシン

■ フルオシノロンアセトニド

フルコート	軟膏/クリーム/ソリューション/スプレーL	後発品 フルポロン、ポリシラール

■ 作用が中程度

■ 吉草酸酢酸プレドニゾロン

リドメックスコーワ	軟膏/クリーム/ローション	後発品 スピラゾン、ユーメトン

■ トリアムシノロンアセトニド

レダコート	軟膏/クリーム	後発品 ノギロン、トリアムシノロンアセトニド
トリシノロン	ゲル/クリーム	

■ アルクロメタゾンプロピオン酸エステル

アルメタ	軟膏	後発品 タルメア、ビトラ

■ クロベタゾン酪酸エステル

キンダベート	軟膏	後発品 キングローン、キンダロン、クロベタポロン、パルデス、ピータゾン、ミルドベート

■ 酪酸ヒドロコルチゾン

ロコイド	軟膏/クリーム	後発品 アポコート

■ 作用が弱い

■ プレドニゾロン

プレドニゾロン	軟膏/クリーム
ビスオ	クリーム

〔副腎皮質ホルモン合剤〕

オイラックスH　クリーム
強力レスタミンコーチゾン軟膏　軟膏
グリメサゾン　軟膏
テラ・コートリル　軟膏
フルコートF　軟膏　　　　　後発品 デルモランF
ベトネベートN　軟膏 / クリーム
リンデロンVG　　　　　　　後発品 デルモゾールG、デキ 軟膏 / クリーム / ローション　サンVG、ベトノバールG、リ 　　　　　　　　　　　　　ダスロン、ルリクールVG
エアゾリンD1　噴霧液
エキザルベ　軟膏

〔副腎皮質ホルモン貼付剤〕

■ フルドロキシコルチド
ドレニゾン　テープ
■ デプロドンプロピオン酸エステル
エクラー　プラスター
■ ベタメタゾン吉草酸エステル
トクダーム　テープ
■ フルオシノロンアセトニド
フルベアンコーワ　テープ

主な薬剤

消炎・鎮痛・鎮痒薬

〔消炎・鎮痛・鎮痒薬・収斂薬〕

■ 酸化亜鉛（略称：チンク）

ウイルソン 軟膏	
亜鉛華軟膏 軟膏	後発品 サトウザルベ、ボチシート
亜鉛華単軟膏 軟膏	
チンク油 懸濁剤	

■ クロタミトン

オイラックス クリーム	後発品 クロタミトン

■〔合剤〕

フェノール・亜鉛華リニメント（別称：カチリ） 　リニメント剤	後発品 カチリ「ヨシダ」
カラミン ローション剤	

〔非ステロイド系消炎外用薬〕

■ 深部組織の鎮痛消炎用

■ ジクロフェナクナトリウム

ナボール ゲル	後発品 ベギータゲル、アデフロニック、ジクロフェナクナトリウム、ジクロフェナク Na
ボルタレン 　ゲル / ローション	

■ インドメタシン

イドメシン 　ゲル / クリーム / ゾル	後発品 インドノール、インドメ、インナミット、プロアリシン、ミカメタン
インテバン 　軟膏 / クリーム / 外用液	

■ ケトプロフェン

エパテック　　　　　　　後発品 メナミン
　ゲル / クリーム / ローション

セクター
　ゲル / クリーム / ローション

■ ピロキシカム

バキソ　軟膏

フェルデン　軟膏

■ フェルビナク

ナパゲルン　　　　　　　後発品 スミル、アスゼス
　軟膏 / ローション / クリーム

■ 皮膚の炎症用

■ スプロフェン

スルプロチン　軟膏 / クリーム

スレンダム　軟膏 / クリーム

トパルジック　軟膏 / クリーム

■ ベンダザック

ジルダザック　軟膏　　　後発品 イワザック、ジベンザック

■ ウフェナマート

コンベック　軟膏 / クリーム

フエナゾール　軟膏 / クリーム

■ イブプロフェンピコノール

スタデルム　軟膏 / クリーム　後発品 イブロニン

ベシカム　軟膏 / クリーム

■ ジメチルイソプロピルアズレン

アズノール　軟膏　　　　後発品 ハスレン

主な薬剤

消炎・鎮痛・鎮痒薬

〔外用抗ヒスタミン剤〕

■ ジフェンヒドラミン
レスタミン クリーム　　　　後発品 ジフェンヒドラミン
■ ジフェンヒドラミンラウリル硫酸塩
ベナパスタ 軟膏

〔外皮用ビタミン剤〕

■ ビタミンA	■ 〔合剤〕
ザーネ 軟膏	ユベラ 軟膏

Memo

....

....

....

....

....

▶ その他の皮膚用薬

〔アトピー性皮膚炎治療薬〕

■ タクロリムス水和物

プロトピック　0.1%軟膏 /0.03%小児用軟膏

〔尋常性白斑治療薬〕

■ メトキサレン　　　　　　■ メトキサレン

オクソラレン錠　錠

オクソラレン　　軟膏 / ローション

〔尋常性ざ瘡治療薬〕

■ アダパレン

ディフェリン　ゲル

〔脱毛治療薬〕

■ カルプロニウム塩化物

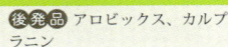

フロジン　液　　　　　　後発品 アロビックス、カルプラニン

〔皮膚軟化薬〕

■ サリチル酸

サリチル酸ワセリン軟膏　軟膏

スピール膏M　絆創膏

主な薬剤

消炎・鎮痛・鎮痒薬／その他の皮膚用薬

〔褥瘡・皮膚潰瘍治療薬〕

■ アルプロスタジル アルファデクス	
プロスタンディン 軟膏	
■ リゾチーム塩酸塩	■ ブロメライン
リフラップ 軟膏/シート	ブロメライン軟膏 軟膏
■ ソルコセリル （幼牛血液抽出物）	■ トレチノイントコフェリル （トコレチナート）
ソルコセリル 軟膏	オルセノン 軟膏
■ ブクラデシンナトリウム	
アクトシン 軟膏	
■ ヨウ素	
カデックス 外用散/軟膏/軟膏分包	後発品 ヨードコート
■ トラフェルミン（遺伝子組換え）	
フィブラスト スプレー	
■〔合剤〕	
ユーパスタ 軟膏 ソアナース 軟膏	後発品 ポビドリン、イソジンシュガーパスタ、イワデクト、ドルミジンパスタ、スクロード、ネグミンシュガー
■ スルファジアジン	
テラジアパスタ 軟膏	後発品 スルファジアジンパスタ
■ スルファジアジン銀	
ゲーベン クリーム	

〔口腔用薬〕

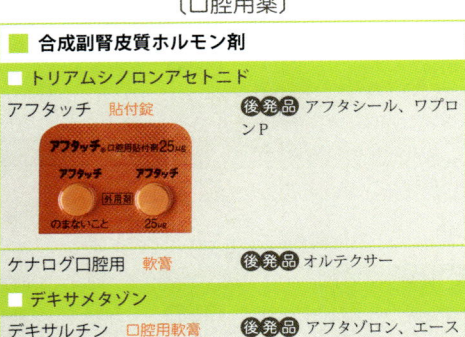

■ 合成副腎皮質ホルモン剤

■ トリアムシノロンアセトニド

アフタッチ　貼付錠	後発品 アフタシール、ワプロンP

ケナログ口腔用　軟膏	後発品 オルテクサー

■ デキサメタゾン

デキサルチン　口腔用軟膏	後発品 アフタゾロン、エースミン、デキサメタゾン、デルゾン

■ 人工唾液

〔合剤〕

サリベート　噴霧式エアゾール

〔外用抗癌剤〕

■ フルオロウラシル

5-FU 軟膏　軟膏

■ テガフール	■ ブレオマイシン硫酸塩
フトラフール　ズポ	ブレオ S　軟膏

主な薬剤

その他の皮膚用薬

51

〔活性型ビタミン D_3 外用薬〕

■ **タカルシトール水和物**

ボンアルファ 軟膏/クリーム/ローション	後発品 アルファタカシル

ボンアルファハイ 軟膏/ローション

■ **カルシポトリオール**　　■ **マキサカルシトール**

ドボネックス 軟膏	オキサロール 軟膏/ローション

〔保湿剤〕

■ **尿素**

ウレパール クリーム/ローション ケラチナミン 軟膏 パスタロン ソフト軟膏/クリーム/ローション	後発品 アセチロール、尿素、ウリモックス、ウレアクリーム、ケラベンス、ベギン、ワイドコール

■ **ヘパリン類似物質**

ヒルドイド ソフト軟膏/クリーム/ローション/ゲル	後発品 エアリート、クラドイド、ゼムロン、セレロイズ、ビーソフテン、ヘパダーム、ホソイドン

〔その他の外皮用薬〕

■ **硝酸銀**

硝酸銀 末/棒

■ **〔合剤〕**

紫雲膏 軟膏

アレルギー治療薬

〔抗ヒスタミン薬〕

■ エタノールアミン系

■ クレマスチンフマル酸塩

タベジール　錠/散/シロップ

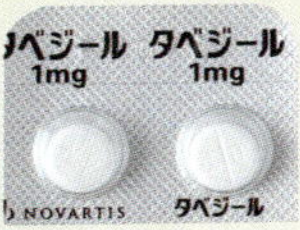

後発品 インベスタン、キソラミン、クレマスチン、クレマニル、クレ・ママレット、ベナンジール、マスレチン、マルスチン

テルギンG　錠/ドライシロップ

■ プロピルアミン系

■ クロルフェニラミンマレイン酸塩（dl体）

アレルギン　散
ネオレスタミン　散
クロール・トリメトン　注
クロダミン　シロップ/注
ヒスタール　散/錠

後発品 クロルフェニラミンマレイン酸塩、ネオレスタール、ビスミラー、フェニラミン、マレイン酸クロルフェニラミン

■ クロルフェニラミンマレイン酸塩（d体）

ポララミン　錠/散/ドライシロップ/シロップ/注

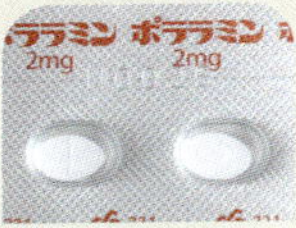

ネオマレルミン　錠/TR（徐放錠）

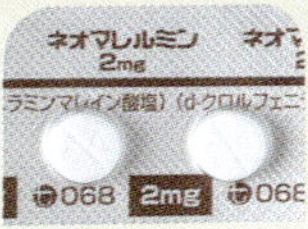

後発品 アニミング、ポラジット、マゴチミン

主な薬剤

その他の皮膚用薬/アレルギー治療薬

■ ピペラジン系

■ ホモクロルシクリジン塩酸塩

ホモクロミン　錠

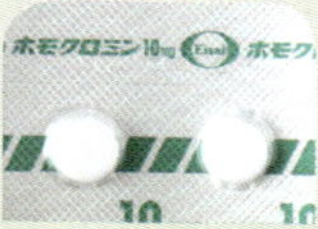

後発品 ホモクロルシクリジン塩酸塩、パルファード、ヒスタリジン、ベラホルテン、ホモクリシン

■ ヒドロキシジン

アタラックス　錠
アタラックスP　カプセル/散/ドライシロップ/シロップ/注

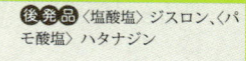

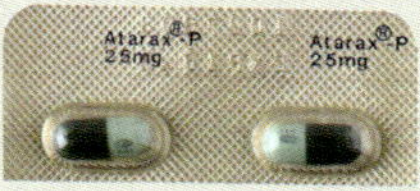

後発品 〈塩酸塩〉ジスロン、〈パモ酸塩〉ハタナジン

■ ピペリジン系

■ シプロヘプタジン塩酸塩

ペリアクチン
　錠/散/シロップ

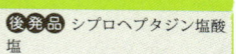

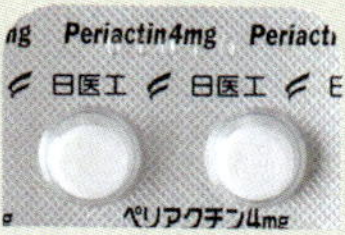

後発品 シプロヘプタジン塩酸塩

54　すぐ調　皮膚科

〔抗アレルギー薬〕

■ メディエーター遊離抑制薬

■ トラニラスト

リザベン　カプセル/細粒/ドライシロップ

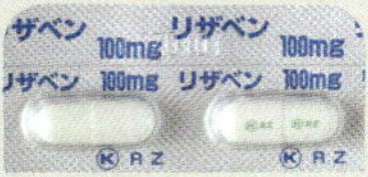

後発品 トラニラスト、フスチゲン、ブレクルス、ラミセンス、リチゲーン、ルミオス

■ ヒスタミンH₁拮抗薬（第2世代抗ヒスタミン薬）

■ ケトチフェンフマル酸塩

ザジテン　カプセル/シロップ/ドライシロップ/点鼻液

ジキリオン　液剤/シロップ

フマル酸ケトチフェン　錠

後発品 ケトチフェン、ケトテン、サジフェン、サラチン、サルジメン、スプデル、セキトン、デズワルト、フマルフェン、マゴチフェン、エレクター、フサコール、フマルトン

■ アゼラスチン塩酸塩

アゼプチン　錠/顆粒

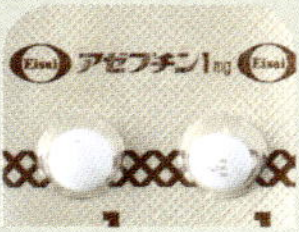

後発品 アゼビット、アストプチン、アドメッセン、塩酸アゼラスチン、ビフェルチン、ラスブジン

主な薬剤

アレルギー治療薬

55

■ オキサトミド

セルテクト
錠 / ドライシロップ

後発品 オキサトミド、アデコック、アトピクト、アレトン、イワトミド、オキサトーワ、オキロット、ガーランド、スパクリット、セキタール、セドリプス、セルトミド、セルマレン、デルトーマ、トーラスタン、ヒシレタン、ペペシン、メクテクト

■ メキタジン

ゼスラン 錠 / 小児用シロップ / 小児用細粒

ニポラジン 錠 / 小児用シロップ / 小児用細粒

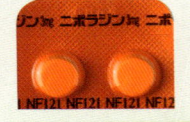

後発品 メキタジンDS「KN」、メキタジン、アリマン、シークナロン、ハレムニン、ヒスポラン、ベナンザール、メキタゼノン、メキタミン

■ フェキソフェナジン塩酸塩

アレグラ 錠

■ エメダスチンフマル酸塩

ダレン カプセル

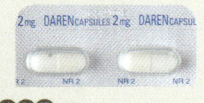

レミカット カプセル

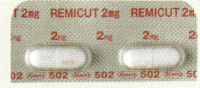

後発品 エメロミン

■ エピナスチン塩酸塩

アレジオン 錠/ドライシロップ

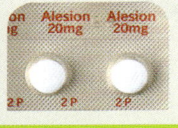

後発品 アレナビオン、塩酸エピナスチン、アズサレオン、アスモット、アルピード、アレギイン、アレジオテック、アレルオフ、エピナスチン、エピナスチン塩酸塩、エルピナン、チムケント、ピナジオン、ヘルポッツ、ユピテル

■ エバスチン

エバステル 錠/OD錠

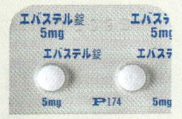

後発品 エバスチン、エバスチンOD

■ セチリジン塩酸塩

ジルテック 錠/ドライシロップ

後発品 セチリジン塩酸塩

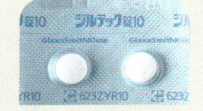

■ ベポタスチンベシル酸塩

タリオン 錠/OD錠

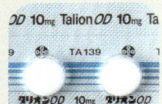

■ オロパタジン塩酸塩

アレロック 錠/OD錠/顆粒

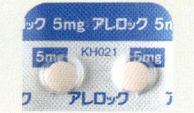

主な薬剤

アレルギー治療薬

- ロラタジン

クラリチン 錠 / レディタブ錠 / ドライシロップ

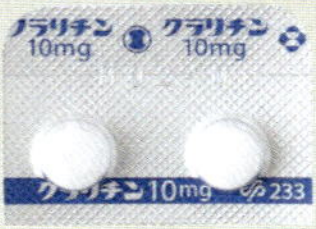

- レボセチリジン塩酸塩

ザイザル 錠

ロイコトリエン拮抗薬

- プランルカスト水和物

オノン カプセル / ドライシロップ

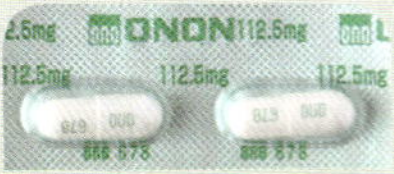

後発品 プランルカスト

- モンテルカストナトリウム

キプレス 錠 / チュアブル錠 / 細粒

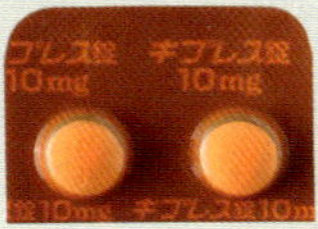

シングレア 錠 / チュアブル錠 / 細粒

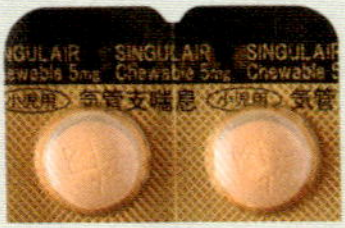

58 すぐ調 皮膚科

■ Th2サイトカイン阻害薬

■ スプラタストトシル酸塩

アイピーディ カプセル / ドライシロップ	後発品 スプラタストトシル酸塩、トシラート

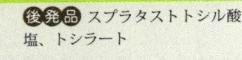

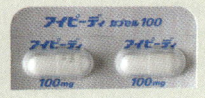

■ 非特異的刺激療法薬

■ 〔合剤〕

ノイロトロピン 錠/注 後発品 ナブトピン、ノルボート	ヒスタグロビン 注

■ その他のアレルギー治療薬

■ 〔合剤〕

強力ネオミノファーゲンシーP注 / シリンジ アスファーゲン 注 ネオファーゲン 注	後発品 アミファーゲンP、キョウミノチン、、グリベルチン、グルコリンS、ケベラS、ニチファーゲン、ネオファーゲンC、ノイファーゲン、ヒシファーゲンC、ミノフィット、レミゲン

■ グリチルリチン酸モノアンモニウム

グリチロン皮下注 注	

主な薬剤

アレルギー治療薬

抗ウイルス薬

■ ヘルペスウイルス感染症治療薬

■ アシクロビル（ACV）

ゾビラックス 注	後発品 アクチオス、アシクロビル、アシクロビン、アクチダス、アシクリル、アシロベック、トミール、ナタジール、ビクロックス、ビルヘキサル、ベルクスロン

ゾビラックス 錠/顆粒	後発品 アクチオス、アシクロビル、アシロベック、アストリック、アイラックス、アシクロビン、アシビル内服ゼリー、アシロミン、グロスパール、クロベート、ゾビクロビル、ゾビスタット、ビクロックス、ビゾクロス、ビルヘキサル、ファルラックス、ベルクスロン

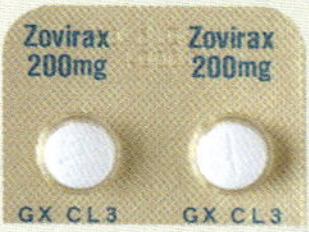

■ バラシクロビル塩酸塩（VACV）　　■ ファムシクロビル（FCV）

バルトレックス 錠/顆粒	ファムビル 錠

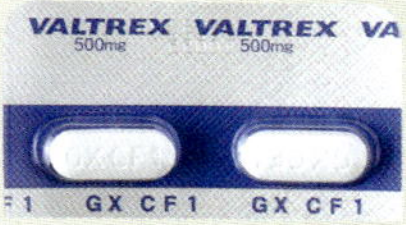

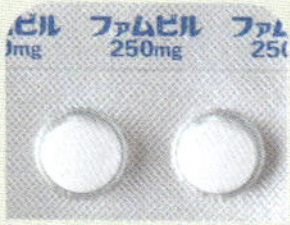

■ ビダラビン（Ara-A）

アラセナ-A 注	後発品 ビフビン

▶ 皮膚疾患用抗菌薬 – 殺菌性抗生物質

〔βラクタム抗生物質〕

■ **ペニシリン系**

■ ベンジルペニシリンカリウム（PCG）

ペニシリンGカリウム　注

■ ベンジルペニシリンベンザチン水和物（DBECPCG）

バイシリン　G顆粒

■ アンピシリン水和物（ABPC）

ビクシリン　カプセル / ドライシロップ / 注

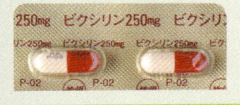

■ アモキシシリン水和物（AMPC）

アモリン　カプセル / 細粒　　ワイドシリン　細粒

サワシリン　　　　　　　　パセトシン
錠 / カプセル / 細粒　　　　　錠 / カプセル / 細粒

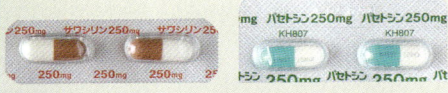

後発品 アモキシシリン、アモペニキシン

■ アスポキシシリン水和物（ASPC）

ドイル　注

主な薬剤

抗ウイルス薬／皮膚疾患用抗菌薬 – 殺菌性抗生物質

■ バカンピシリン塩酸塩（**BAPC**）

ペングッド 錠

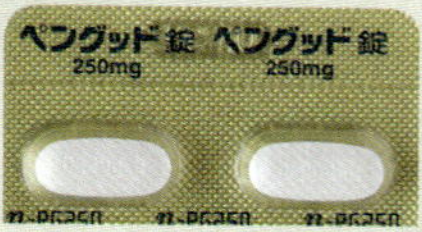

■ シクラシリン（**ACPC**）

バストシリン　カプセル / 細粒

■ ピペラシリンナトリウム（**PIPC**）

ペントシリン　注 / バッグ　　**後発品** タイペラシリン、ペンマリン、ピペラシリンNa、ピシリアント、ピペユンシン、ブランジン

■ スルタミシリントシル酸塩水和物（**SBTPC**）

ユナシン　錠 / 細粒（小児用）

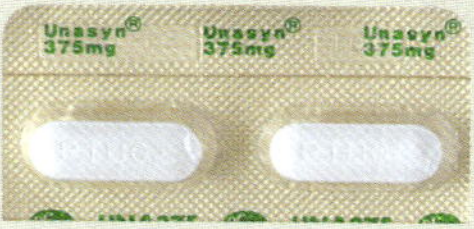

■ 合剤

■ アンピシリン・クロキサシリンナトリウム水和物（**ABPC/MCIPC**）

ビクシリンS　錠 / 配合カプセル / 注

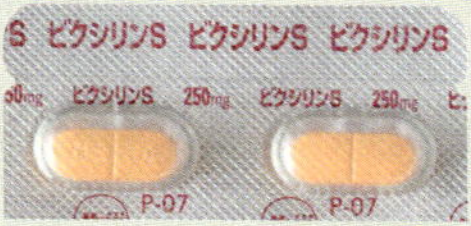

■ アンピシリンナトリウム・スルバクタムナトリウム（**ABPC/SBT**）

ユナシン-S	注/キット	後発品 スルバクタム・アンピシリン、スルバシリン、ピシリバクタ、ユーシオン-S、ユナスピン、アンスルマイラン、スルバクシン、ビスルシン

■ タゾバクタム・ピペラシリン水和物（**TAZ/PIPC**）

ゾシン　静注用

■ アモキシシリン水和物・クラブラン酸カリウム（**AMPC/CVA**）

オーグメンチン　配合錠250RS/配合錠125SS

クラバモックス　小児用配合ドライシロップ

セフェム系（第一世代）

■ セファゾリンナトリウム（**CEZ**）

セファメジンα　注/キット　後発品 セフマゾン、タイセゾリン、セファゾリンNa、トキオ

■ セファレキシン（**CEX**）

L-ケフレックス
顆粒（持続性）　　後発品 ラリキシン、セファレキシン、L-キサール、オーレキシン、シンクル、セファレックスSR

ケフレックス
カプセル/シロップ用細粒

センセファリン
カプセル/シロップ用細粒

主な薬剤

皮膚疾患用抗菌薬・殺菌性抗生物質

■ セファクロロル（CCL）

ケフラール
カプセル / 細粒（小児用）

後発品 ケフポリン、セファクロル、アレンフラール、エリカナール、クリレール、ザルツクラール、シーシーエル、セクロダン、トキクロル

■ セフェム系（第二世代）

■ セフォチアム塩酸塩（CTM）

パンスポリン
注 / バッグS / バッグG

後発品 パセトクール、セフォチアム、ケミスポリン、セピドナリン、セファピコール、セフォチアロン、ハロスポア

■ セフメタゾールナトリウム（CMZ）

セフメタゾン　注 / キット

後発品 セフメタゾールナトリウム、セフルトール、トキオゾール、ビレタゾール、リリアジン

■ セフォチアムヘキセチル塩酸塩（CTM-HE）

パンスポリンT　錠

■ セフロキシムアキセチル（CXM-AX）

オラセフ　錠

■ セフェム系（第三世代）

■ セフォタキシムナトリウム（CTX）

クラフォラン　注
セフォタックス　注

- ■ スルバクタムナトリウム・セフォペラゾンナトリウム（SBT/CPZ）

スルペラゾン 注/キット	後 発 品 スペルゾン、スルタムジン、スルペゾール、ワイスター ル、セフォン、セフォセフ、セフロニック、ナスパルン、バクフォーゼ

- ■ セフトリアキソンナトリウム水和物（CTRX）

ロセフィン 注/バッグ	後 発 品 セフィローム、リアソフィン、セフトリアキソンナトリウム、セフキソン、セロニード、ロゼクラート

- ■ セフタジジム水和物（CAZ）

モダシン 注	後 発 品 セフタジジム、モダケミン、モシール、モベンゾシン、セパダシン

- ■ セフピロム硫酸塩（CPR）

ケイテン 注 ブロアクト 注	後 発 品 セフピロム硫酸塩、硫酸セフピロム

- ■ セフォゾプラン塩酸塩（CZOP）

ファーストシン 注/バッグS/バッグG	

- ■ セフェピム塩酸塩水和物（CFPM）

マキシピーム 注/バッグ	後 発 品 セフェピム塩酸塩

- ■ セフテラムピボキシル（CFTM-PI）

トミロン 錠/細粒（小児用）	後 発 品 セトラート、ソマトロン、テラセフロン、テラミロン、ボキシロン

主な薬剤

皮膚疾患用抗菌薬 - 殺菌性抗生物質

■ セフィキシム（CFIX）

セフスパン　カプセル/細粒	後発品 セキシム、セキスパノン、セフィーナ

■ セフジニル（CFDN）

セフゾン カプセル/細粒（小児用）	後発品 セフジニル、セフニール、シオジニル

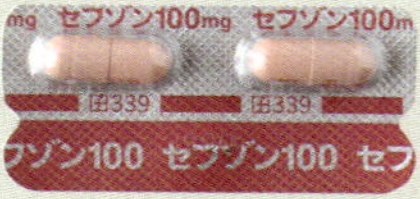

■ セフポドキシムプロキセチル（CPDX-PR）

バナン　錠/ドライシロップ	後発品 セフポドキシムプロキセチル、セポキシム、パナセファン

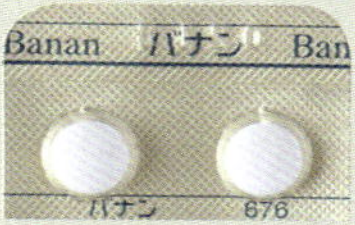

■ セフジトレンピボキシル（CDTR-PI）

メイアクト
MS錠/MS小児用細粒

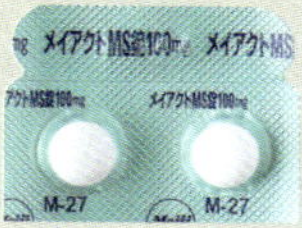

後発品 セフジトレンピボキシル

■ セフカペンピボキシル塩酸塩水和物（CFPN-PI）

フロモックス　錠/小児用細粒

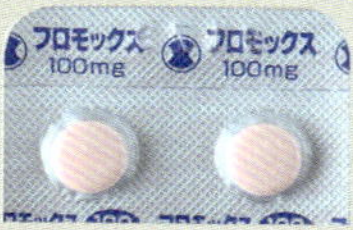

後発品 セフカペンピボキシル塩酸塩

■ オキサセフェム系

□ ラタモキセフナトリウム（LMOX）
シオマリン　注

□ フロモキセフナトリウム（FMOX）
フルマリン　注/キット

■ カルバペネム系

□ メロペネム水和物（MEPM）　□ ビアペネム（BIPM）
メロペン　注/キット　　　　　オメガシン　注/バッグ
後発品 メロペネム点滴静注用

□ ドリペネム水和物　　　　　□ テビペネム　ピボキシル
　　（DRPM）　　　　　　　　　　（TBPM-PI）
フィニバックス　注/キット　　オラペネム　小児用細粒

□ イミペネム・シラスタチンナトリウム（IPM/CS）
チエナム　注/キット　　　　後発品 イミペネム・シラスタチン、チエペネム、インダスト、イミスタン、チエクール、イミペナーム

□ パニペネム・ベタミプロン（PAPM/BP）
カルベニン　注

■ ペネム系

□ ファロペネムナトリウム水和物（FRPM）
ファロム　錠/ドライシロップ小児用

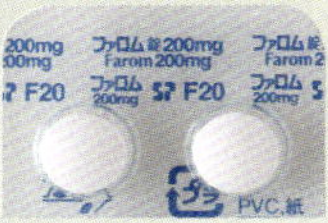

主な薬剤

皮膚疾患用抗菌薬・殺菌性抗生物質

67

〔アミノグリコシド（アミノ配糖体）系〕

■ ゲンタマイシン硫酸塩（GM）

| ゲンタシン 注 | 後発品 エルタシン、ルイネシン |

■ アミカシン硫酸塩（AMK）

アミカシン硫酸塩
注射液/注射用
後発品 アミカシン硫酸塩、ロミカシン、アミカマイシン、カシミー、ブルテッシン、ベルマトン

■ アルベカシン硫酸塩（ABK）

| ハベカシン 注 | 後発品 アルベカシン硫酸塩、ブルバトシン |

〔ホスホマイシン系〕

■ ホスホマイシンナトリウム（FOM）

ホスミシンS 注/バッグ
後発品 ホスホマイシンNa、ハロスミン、フラゼミシン、ホスカリーゼ、ホロサイルS

■ ホスホマイシンカルシウム水和物（FOM）

ホスミシン
錠/ドライシロップ
後発品 ハロスミン、ホスホミン、ホスマイ

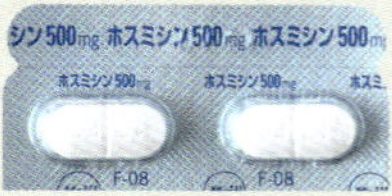

〔その他の殺菌性抗生物質〕

■ バンコマイシン塩酸塩（VCM）

塩酸バンコマイシン
注/キット/散

後発品 塩酸バンコマイシン、バンコマイシン、バンマイシン、バンコマイシン塩酸塩

■ テイコプラニン（TEIC）

タゴシッド　注　　　後発品 テイコプラニン

Memo

主な薬剤

皮膚疾患用抗菌薬・殺菌性抗生物質

皮膚疾患用抗菌薬 - 静菌性抗生物質

〔テトラサイクリン系〕

■ テトラサイクリン塩酸塩（TC）

アクロマイシン　Vカプセル / 末

■ ミノサイクリン塩酸塩（MINO）

ミノマイシン
錠 / カプセル / 顆粒 / 注

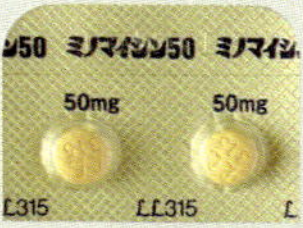

後発品 ミノサイクリン塩酸塩、塩酸ミノサイクリン、クーペラシン、ナミマイシン、ミノトーワ、ミノペン

■ ドキシサイクリン塩酸塩水和物（DOXY）

ビブラマイシン　錠

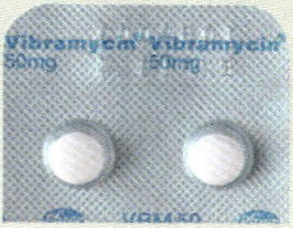

〔マクロライド系〕

■ エリスロマイシン（EM）

エリスロマイシン　錠

■ ロキシスロマイシン（RXM）

ルリッド 錠

後発品 ロキシスロマイシン、オーロライド、ルリシン、ロキシマイン、ロキスリッド、ロキライド

■ クラリスロマイシン（CAM）

クラリシッド
錠 / ドライシロップ小児用

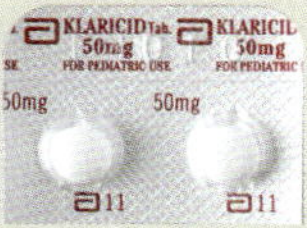

クラリス
錠 / ドライシロップ小児用

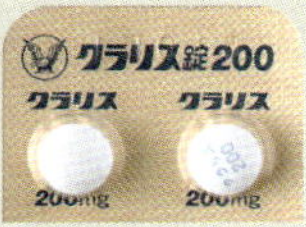

後発品 クラリスロマイシン、クラロイシン、マインベース、リクモース

■ アジスロマイシン水和物（AZM）

ジスロマック
錠 / カプセル小児用 / 細粒小児用 / ＳＲ成人用ドライシロップ

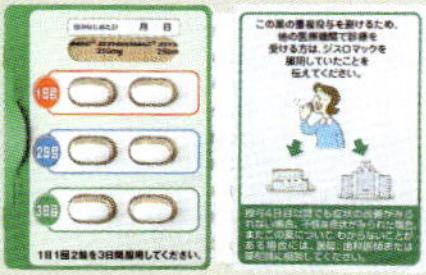

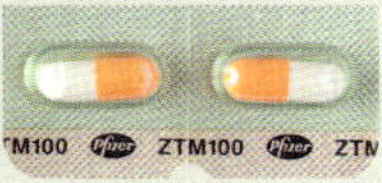

〔リンコマイシン系〕

■ クリンダマイシン塩酸塩（CLDM）

ダラシン カプセル

■ クリンダマイシンリン酸エステル（CLDM）

ダラシンＳ 注

後発品 クリダマシン、クリンダマイシン、ハンダラミン、ミドシン、リンタシン

主な薬剤

皮膚疾患用抗菌薬・静菌性抗生物質

71

化学療法剤

〔キノロン薬〕

■ ニューキノロン薬

■ ノルフロキサシン (NFLX)

バクシダール　錠

後発品 ノルフロキサシン、ウナセラ、キサフロール、シーヌン、ストバニール、バスティーン、バフロキサール

■ オフロキサシン (OFLX)

タリビッド　錠

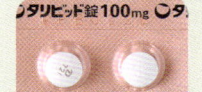

後発品 オフロキサシン、オーハラキシン、タツミキシン、タリザート、タリフロン、フロキン

■ レボフロキサシン水和物 (LVFX)

クラビット
錠 / 細粒 / 点滴静注

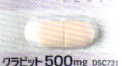

後発品 レボフロキサシン

■ トスフロキサシントシル酸塩水和物（**TFLX**）

オゼックス 錠/細粒小児用　　後発品 トスフロキサシントシル酸塩

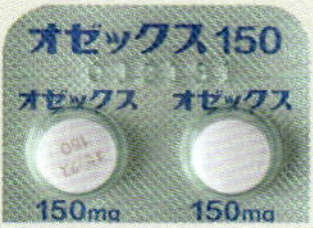

トスキサシン 錠

■ ロメフロキサシン塩酸塩（**LFLX**）

バレオン カプセル/錠

ロメバクト カプセル

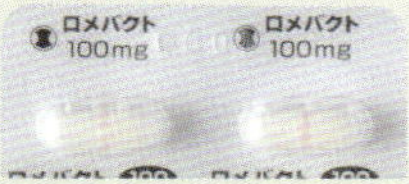

■ 塩酸シプロフロキサシン（**CPFX**）

シプロキサン 錠　　後発品 シプロフロキサシン、シパスタン、シフロキノン、シプキサノン、ジスプロチン、プリモール、ペイトン、フロキシール

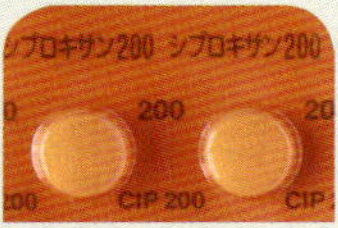

■ シプロフロキサシン（**CPFX**）

シプロキサン 注　　後発品 シプロフロキサシン

■ スパルフロキサシン（**SPFX**）

スパラ 錠

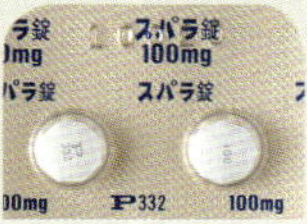

主な薬剤

化学療法剤

■ パズフロキサシンメシル酸塩（**PZFX**）

パシル キット

パズクロス キット

■ モキシフロキサシン塩酸塩　　■ メシル酸ガレノキサシン
　（**MFLX**）　　　　　　　　　　水和物（**GRNX**）

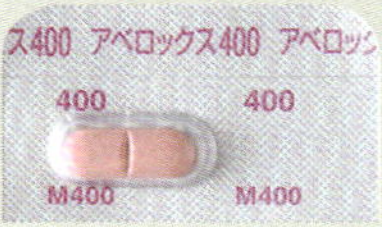

アベロックス 錠　　　　　　　　ジェニナック 錠

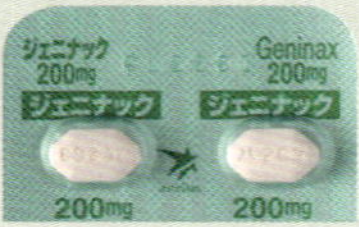

〔オキサゾリジノン系〕

■ リネゾリド（**LZD**）

ザイボックス 錠/注射液

〔抗結核薬〕

■ イソニアジド（**INH**）

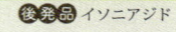

イスコチン 錠/末/注　　　　　後発品 イソニアジド

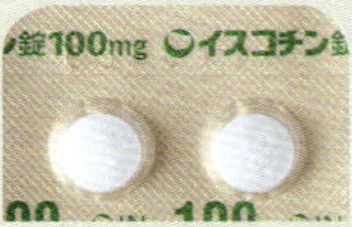

ヒドラ 錠

■ リファンピシン（RFP）

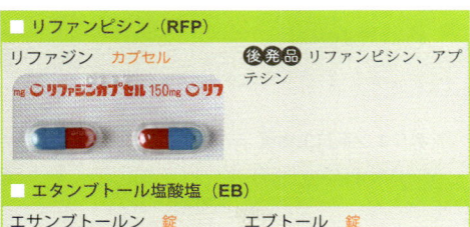

リファジン　カプセル　　　後 発 品 リファンピシン、アプテシン

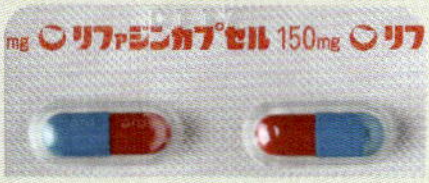

■ エタンブトール塩酸塩（EB）

エサンブトールン　錠

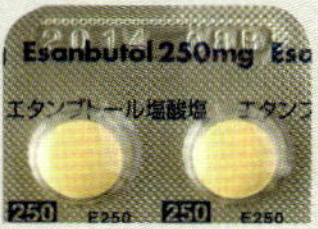

エブトール　錠

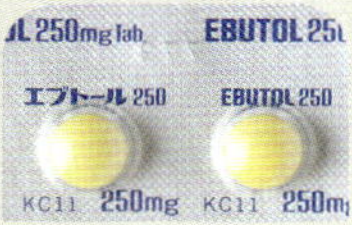

〔その他の化学療法剤〕

■ スルファメトキサゾール・トリメトプリム（ST合剤）

バクタ　配合錠/配合顆粒　　　後 発 品 ダイフェン

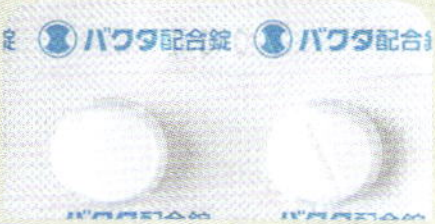

バクトラミン
配合錠/配合顆粒

主な薬剤

化学療法剤

抗真菌薬

■ ポリエン系抗生物質
□ アムホテリシン B（AMPH）
ファンギゾン　シロップ / 注　後発品 ハリゾン

■ トリアゾール系
□ フルコナゾール（FLCZ）

ジフルカン
カプセル / 静注液

後発品 フルコナゾール「マイラン」、フルコナゾール「F」、フルコナゾール「アメル」、フルコナゾール「サワイ」、フルコナゾール「トーワ」、フルコナゾール「NM」ニコアゾリン、ビスカルツ、フラノス、フルカード、フルカジール、フルコナゾン、フルゾナール、フルタンゾール、ミコシスト

□ ホスフルコナゾール（F-FLCZ）
プロジフ　注

□ イトラコナゾール（ITCZ）

イトリゾール
カプセル / 内用液 / 注

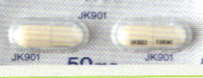

後発品 イコナゾン、イトラコナゾール「MEEK」、イデノラート、イトラート、イトラコン、イトラコネート、イトラリール、トラコナ

■ アリルアミン系

■ テルビナフィン塩酸塩

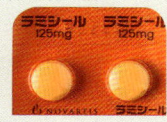

ラミシール　錠	後発品 テルビナフィン、ケルガー、テビーナ、テビナシール、テルビー、テルビナール、テルフィナビン、テルミシール、ネドリール、ビラス、ラミテクト、リプノール

■ キャンディン系

■ ミカファンギンナトリウム（MCFG）

ファンガード　点滴用

Memo

主な薬剤

抗真菌薬

寄生虫・原虫用薬

■ トリコモナス治療薬
■ メトロニダゾール
フラジール 内服錠/膣錠　後発品 アスゾール

■ 糞線虫駆除薬
■ イベルメクチン
ストロメクトール　錠

Memo

副腎皮質ホルモン製剤

■ コルチゾン、ヒドロコルチゾン類

■ ヒドロコルチゾンリン酸エステルナトリウム

水溶性ハイドロコートン 注　後発品 クレイトン

■ ヒドロコルチゾンコハク酸エステルナトリウム

ソル・コーテフ　　　　　　　後発品 サクシゾン
注射用/静注用

■ プレドニゾン、プレドニゾロン類

■ プレドニゾロン

プレドニゾロン　錠/散　　　プレドニン　錠

後発品 プレドニゾロン、プレロン、プレドハン

■ プレドニゾロンコハク酸エステルナトリウム

水溶性プレドニン 注　後発品 コハクサニン

■ メチルプレドニゾロン類

■ メチルプレドニゾロン

メドロール　錠

主な薬剤

寄生虫・原虫用薬／副腎皮質ホルモン製剤

■ メチルプレドニゾロン酢酸エステル

デポ・メドロール　水懸注

■ メチルプレドニゾロンコハク酸エステルナトリウム

ソル・メドロール　静注用　後発品 ソル・メルコート、デカコート、プリドール

トリアムシノロン類

■ トリアムシノロン

レダコート　錠

■ トリアムシノロンアセトニド

ケナコルト - A　筋注用関節腔内用水懸注 / 皮内用関節腔内用水懸注

デキサメタゾン類

■ デキサメタゾン

デカドロン　錠 / エリキシル　後発品 デキサメサゾン、デキサメサゾンエリキシル

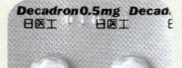

■ デキサメタゾンリン酸エステルナトリウム

オルガドロン　注射液　後発品 デキサート、ソルコート

デカドロン　注射液

80　すぐ調　皮膚科

■ ベタメタゾン類

■ ベタメタゾン（ベタメタゾンリン酸エステルナトリウム）

| リンデロン　散/錠/シロップ/注（0.4%）/注（2%） | 後発品 ベタメタゾン、リノサール、ハイコート、リネステロン |

■ ベタメタゾン

リンデロン　坐薬

■ 副腎皮質ホルモン合剤

| セレスタミン
配合錠/配合シロップ 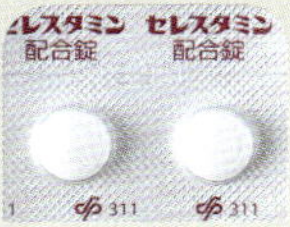 | 後発品 エンペラシン、クロコデミン、サクコルチン、セレスターナ、ヒスタブロック、プラデスミン、ベタセレミン |

主な薬剤

副腎皮質ホルモン製剤

▶ 骨粗鬆症・骨代謝改善薬

■ 活性型ビタミン D₃ 製剤

■ アルファカルシドール

アルファロール
散 / カプセル / 内服液

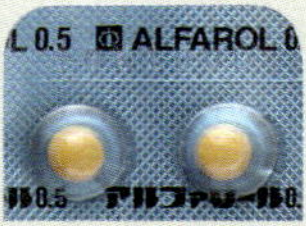

ワンアルファ
錠 / 内用液

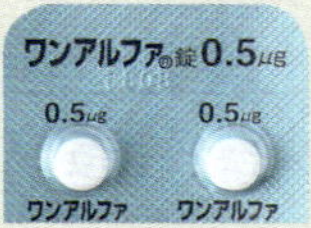

後発品 アルカドール、アルシオドール、アルファカルシドール、アルファスリー、アロートール、エルシボン、カルシタミン、カルファリード、カルフィーナ、ディーアルファ、トヨファロール、ビタミロアルファ、プラチビット、ポロセーブ、リモデリン、ワークミン

■ ビスホスホネート製剤

■ アレンドロン酸ナトリウム水和物

フォサマック 錠

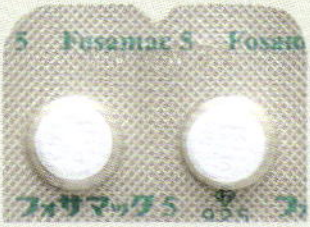

ボナロン 錠

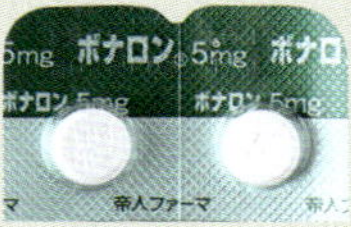

後発品 アレンドロン酸

■ リセドロン酸ナトリウム水和物

アクトネル 錠　　　　ベネット 錠

Memo

主な薬剤

骨粗鬆症・骨代謝改善薬

ビタミン製剤

■ ビタミン A 製剤

□ レチノールパルミチン酸エステル

チョコラA　　錠 / 末 / 滴（液）/ 筋注

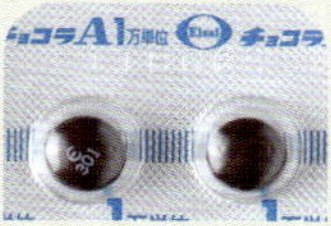

■ ビタミン B₁ 製剤

□ フルスルチアミン（塩酸塩）

アリナミンF　　錠 / 注　　　後発品 エスアリネート、ダイヤビタン、ビタファント、ビタファントF、フルスルチアミン、フルメチ

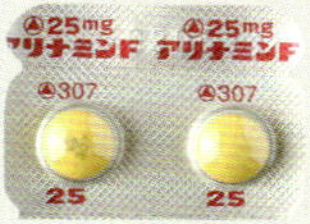

■ ビタミン B₂ 製剤

□ フラビンアデニンジヌクレオチド（ナトリウム）

フラビタン　錠 / シロップ / 注　　後発品 FAD、アデフラビン、ヒシデニン、フラジレン、フラッド

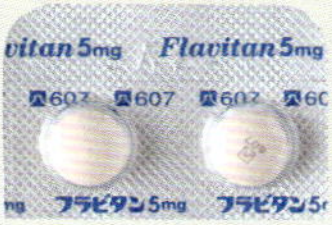

■ リボフラビン酪酸エステル

ハイボン 錠/細粒	後発品 バイラブ、ミタンB₂、リボビス

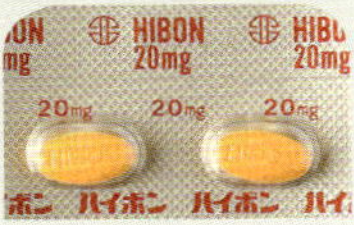

■ ビタミン B₆ 製剤

■ ピリドキサールリン酸エステル水和物

アデロキザール 散 ピドキサール 錠/注	後発品 ハイピリドキシン、ハイミタン、ビタゼックス、ピリドキサール、ベーゼックス、リボビックス、リン酸ピリドキサール

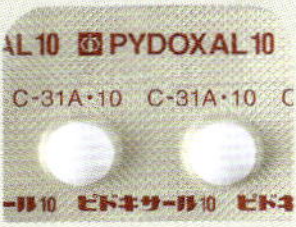

■ ナイアシン

■ ニコチン酸アミド

ニコチン酸アミド 散

■ ビタミン B₁₂ 製剤

■ メコバラミン

バンコミン 錠/S注 メチコバール 錠/細粒/注	後発品 イセコバミン、コメスゲン、ノイメチコール、ハイトコバミンM、ハイトコバミンMシリンジ、ビーコバM、メコバマイド、メコバラミン、メコラミン、メチクール、メチコバイド、ヨウコバール、レチコラン、ローミス

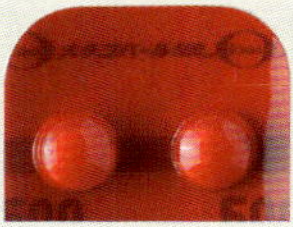

主な薬剤

ビタミン製剤

■ パントテン酸

■ パンテチン

パントシン 錠 / 散 / 細粒 / 注　　後発品 デルモリチン、パルトックス、パルファジン、パンテチン、パンピオチン、パンホリータ、ヨウテチン

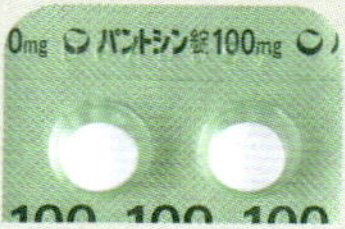

■ ビタミンC製剤

■ アスコルビン酸

ハイシー 顆粒
ビタミンC 散 / 注
ビタシミン 注

後発品 アスコルビン酸、カラシミンC、シータック、ビーシー、ビタシン、ビタC、ビタミンC

■ ビタミンE製剤

■ トコフェロール酢酸エステル

ユベラ 錠 / 顆粒 / 筋注　　後発品 ベクタン、ビタミンE、エセプロン、バナール、ユベ-E

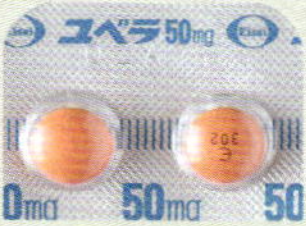

■ トコフェロールニコチン酸エステル
（ニコチン酸 dl-α-トコフェロール）

ユベラN カプセル / ソフトカプセル / 細粒　　後発品 NE、VEニコチネート、ケントン、トコニジャスト、ニコ、ニチEネート、バナールN

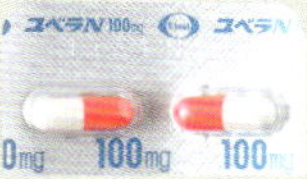

86　すぐ調　皮膚科

■ ビオチン製剤

□ ビオチン (ビタミン H)

ビオチン　散 / ドライシロップ / 注

Memo

インターフェロン・インターロイキン製剤

■ インターフェロン製剤
■ インターフェロンベータ
IFNβモチダ 注
フエロン 注

■ インターロイキン製剤
■ セルモロイキン（遺伝子組換え）
セロイク 注
■ テセロイキン
イムネース 注

抗癌剤

■ アルキル化剤

■ シクロホスファミド（CPA）

エンドキサン 錠/注

■ ニムスチン塩酸塩（ACNU）　■ ダカルバジン（DTIC）

ニドラン 注	ダカルバジン 注

■ 代謝拮抗剤

■ メトトレキサート（MTX）

メソトレキセート 錠/注射用/注

■ フルオロウラシル（5-FU）

5-FU 錠/注　　後 発 品 ルナコール、ルナポン

■ シタラビン（Ara-C）

キロサイド 注/N注

■ フルダラビンリン酸エステル

フルダラ 注/錠

■ アルカロイド系

■ ビンクリスチン硫酸塩（VCR）

オンコビン 注	

■ ビンデシン硫酸塩（VDS）　■ ドセタキセル水和物（DTX）

注射用フィルデシン 注	タキソテール 点滴静注用
	ワンタキソテール 点滴静注用

■ パクリタキセル（PTX）

タキソール 注	後発品 パクリタキセル

■ 抗生物質抗癌剤

■ ドキソルビシン塩酸塩（アドリアマイシン）（DOX）

アドリアシン 注	後発品 ドキソルビシン塩酸塩
ドキシル 注	

■ ダウノルビシン塩酸塩（DNR）

ダウノマイシン 注	

■ マイトマイシンC（MMC）　■ アクチノマイシンD（ACT-D）

マイトマイシン 注用	コスメゲン 注

■ ブレオマイシン塩酸塩（BLM）　■ ペプロマイシン硫酸塩（PEP）

ブレオ 注	ペプレオ 注

■ トポイソメラーゼ阻害薬

■ エトポシド（VP-16）

ベプシド Sカプセル/注	後発品 エトポシド
ラステット Sカプセル/注	

■ イリノテカン塩酸塩水和物（CPT-11）

カンプト 点滴静注	後発品 イリノテカン塩酸塩
トポテシン 点滴静注	

■ ホルモン製剤

□ タモキシフェンクエン酸塩（TAM）

ノルバデックス　錠

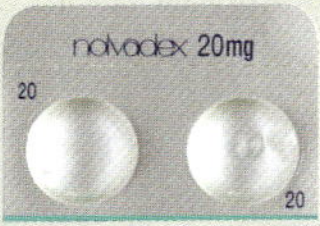

後発品 タスオミン、アドパン、エマルック、ノルキシフェン、フェノルルン、タモキシフェン

□ メドロキシプロゲステロン酢酸エステル（MPA）

ヒスロンH　錠

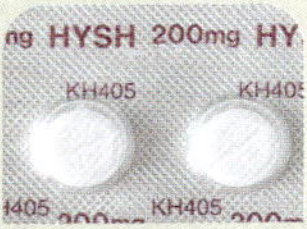

後発品 プロゲストン

■ 白金製剤

□ シスプラチン（CDDP）

ブリプラチン　注
ランダ　注

後発品 シスプラチン、プラトシン

アイエーコール　動注用

□ カルボプラチン（CBDCA）

パラプラチン　注射液　　後発品 カルボプラチン

■ 分子標的治療薬

□ リツキシマブ（遺伝子組換え）

リツキサン　注

抗癌剤

▶ その他の薬剤

〔その他の皮膚用内服薬〕

■ エトレチナート

チガソン　カプセル

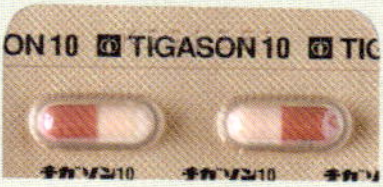

■ ジアフェニルスルホン

レクチゾール　錠

〔プロスタグランジン（PG）製剤
－末梢閉塞性動脈疾患治療薬〕

■ アルプロスタジル

パルクス　注／ディスポ
リプル　注／キット

後発品 アピスタンディン、アリプロスト、タンデトロン、プリンク、アルテジール、アルプロスタジル、メディプロスト

■ ベラプロストナトリウム

ドルナー　錠

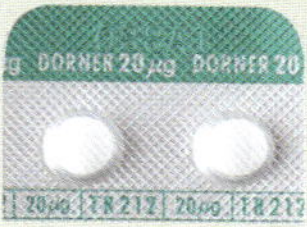

プロサイリン　錠

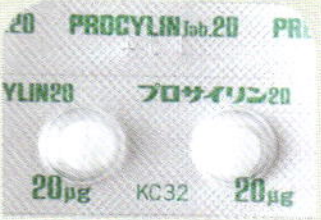

後発品 セナプロスト、ドルナリン、プロスタリン、プロスナー、プロドナー、プロルナー、ベストルナー、ベラストリン、ベラドルリン、ベルナール、ベルラー、ベラプロストナトリウム

〔男性型脱毛症用薬（薬価基準適用外）〕

■ フィナステリド

プロペシア　錠

〔抗リウマチ薬／乾癬治療薬〕

■ 抗リウマチ薬（DMARDs）

■ アダリムマブ（遺伝子組換え）

ヒュミラ　皮下注

■ 抗リウマチ薬（DMARDs）炎症性腸疾患治療薬

■ インフリキシマブ（遺伝子組換え）

レミケード　点滴静注用

Memo

主な薬剤

その他の薬剤

Memo

略 語

略 語

4S(SSSS)	ブドウ球菌性熱傷様皮膚症候群 staphylococcal scalded skin syndrome	
5SCD	5-S-シスチニルドーパ 5-S cistinyldopa	
AA	円形脱毛症 alopecia areata	
ACE	アンジオテンシン変換酵素 angiotensin converting enzyme	
ACLE	急性皮膚エリテマトーデス acute cutaneous lupus erythematosus	
AD	アトピー性皮膚炎 atopic dermatitis	
AEGCG	環状弾性線維融解性巨細胞性肉芽腫 annular elastolytic giant cell granuloma	
AGA	アレルギー性肉芽腫性血管炎 allergic granulomatous angiitis	
	男性型脱毛症 androgenic alopecia	
AGEP	急性汎発性発疹性膿疱症 acute generalized exanthematous pustulosis	
AHE	好酸球性血管リンパ球増殖症 angiolymphoid hyperplasia with eosinophilia	
AK	光線角化症 actinic keratosis	

ALM	末端黒子型黒色腫	
	acral lentiginous melanoma	
ANA	抗核抗体	
	antinuclear antibody	
AP	アナフィラクトイド紫斑	
	anaphylactoid purpura	
ASK	抗ストレプトキナーゼ（抗体）	
	antistreptokinase (antibody)	
ASLO	抗ストレプトリジンO抗体	
	antistreptolysin-O antibody	
ASO	抗ストレプトリジンO抗体	
	antistreptolysin-O antibody	
	閉塞性動脈硬化症	
	arteriosclerosis obliterans	
ATLL(ATL)	成人T細胞白血病リンパ腫	
	adult T-cell leukemia / lymphoma	
AVM	動静脈奇形	
	arteriovenous malformation	
BCC/BCE	基底細胞癌／基底細胞上皮腫瘍	
	basal cell carcinoma/basal cell epithelioma	
BCIE	水疱型先天性魚鱗癬様（ぎょりんせんよう）紅皮症	
	bullous congenital ichthyosiform erythroderma	
BFP	生物学的偽陽性	
	biological false positive (reaction)	
BHL	両側肺門リンパ節腫脹	
	bilateral hilar lymphadenopathy	

略語

BMZ	基底膜部	
	basement membrane zone	
BP	類天疱瘡（るいてんぼうそう）	
	bullous pemphigoid	
BPAG	類天疱瘡抗原	
	bullous pemphigoid antigen	
CBCL	皮膚 B 細胞リンパ腫	
	cutaneous B-cell lymphoma	
CCLE	慢性皮膚エリテマトーデス	
	chronic cutaneous lupus erythematosus	
CD	接触皮膚炎	
	contact dermatitis	
CDV	癌の多剤併用化学療法（シスプラチン、ダカルバジン、ビンデシン）	
	CDDP, DTIC, VDS	
CE	石灰化上皮腫	
	calcifying epithelioma	
CEA	癌胎児性抗原	
	carcinoembryonic antigen	
CF	補体結合反応	
	complement fixation	
CHOP	癌の多剤併用化学療法（シクロホスファミド、アドリアマイシン、ビンクリスチン、プレドニゾロン）	
	CPA, ADM, VCR, PSL	
CMV	サイトメガロウイルス	
	cytomegallovirus	
CPN	皮膚型結節性多発動脈炎	
	cutaneous polyarteritis nodosa	

CR	完全寛解 complete response
CREST症候群	石灰沈着、レイノー現象、食道機能不全、肢端硬化症、毛細血管拡張 calcinosis, Raynaud phenomenon, esophageal dysfunction, sclerodactylia, teleangiectasia
CTCL	皮膚T細胞リンパ腫 cutaneous T-cell lymphoma
DAC-Tam	癌の多剤併用化学療法（ダカルバジン、ニムスチン、シスプラチン、タモキシフェン） DTIC, ACNU, CDDP, TAM
DAV	癌の多剤併用化学療法（ダカルバジン、ニムスチン、ビンクリスチン） DTIC, ACNU, VCR
DDB	真皮深層熱傷 deep dermal burn
DDS	ジアミノジフェニルスルホン diaminodipheny lsulfone
DEB	栄養障害型先天性表皮水疱症 dystrophic epidermolysis bullosa
DESIGN	デザイン（褥瘡重症度分類） depth, exudate, size, inflammation linfection, granulation tissue, necrotic tissue, pocket
DF	皮膚線維腫 dermatofibroma
DFSP	隆起性皮膚線維肉腫 dermatofibrosarcoma protuberans
DH	疱疹状皮膚炎 dermatitis herpetiformis

略語

DIC	播種性血管内凝固	
	disseminated intravascular coagulation	
DIHS	薬剤性過敏症症候群	
	drug-induced hypersensitivity syndrome	
DIP joint	遠位指節間関節	
	distant interphalangeal joint	
DLE	円板状エリテマトーデス	
	discoid lupus erythematosus	
DLST	薬剤リンパ球刺激試験	
	drug-induced lymphocyte stimulation test	
DM	皮膚筋炎	
	dermatomyositis	
DNCB	ジニトロクロロベンゼン	
	dinitrochlorobenzene	
DSAP	播種状表在性光線汗孔角化症	
	disseminated superficial actinic porokeratosis	
Dsc	デスモコリン	
	desmocollin	
Dsg	デスモグレイン	
	desmoglein	
DTH	遅延型過敏反応	
	delayed-type hypersensitivity	
EB	先天性表皮水疱症	
	epidermolysis bullosa hereditaria	
EBA	後天性表皮水疱症	
	epidermolysis bullosa acquisita	
EBER	EB ウイルス小 RNA	
	EB virus-encoded small RNA	

略語	日本語 / 英語
EBNA	EBウイルス核内抗原 EB virus nuclear antigen
EBS	単純型表皮水疱症 epidermolysis bullosa simplex
EBV	エプスタイン・バーウイルス Epstein-Barr virus
EC	類表皮嚢腫（のうしゅ） epidermoid cyst
EED	持久性隆起性紅斑 erythema elevatum diutinum
EEM	多形滲出性紅斑（たけいしんしゅつせいこうはん） erythema exudativum multiforme
EI	硬結性紅斑 erythema induratum
EIA	酵素免疫測定法 enzyme immunoassay
ELISA（法）	酵素免疫測定法 enzyme linked immunosorbent assay
EM major	重症型多形滲出性紅斑（≒スティーブンス・ジョンソン症候群） erythema multiforme major
EMPD	乳房外パジェット病 extramammary Paget disease
EN	結節性紅斑 erythema nodosum
EORTC	欧州癌研究治療機構 The European Organization for Research and Treatment of Cancer

EPF	好酸球性膿疱性毛包炎	
	eosinophilic pustular folliculitis	
ES	突発性発疹	
	exanthema subitum	
ET	表皮剥脱毒素	
	exfoliative toxin	
FDE	固定薬疹	
	fixed drug eruption	
FDEIA	食物依存性運動誘発アナフィラキシー	
	food-dependent exercise-induced anaphylaxis	
FTA-ABS test	梅毒トレポネーマ蛍光抗体吸収試験	
	fluorescent treponemal antibody absorption test	
FTSG	全層植皮	
	full thickness skin grafting	
GA	グルタールアルデヒド	
	glutaraldehyde	
	環状肉芽腫（にくげしゅ）	
	granuloma annulare	
GABEB	全身性萎縮性軽症型先天性表皮水疱症	
	generalized atrophic benign EB	
GCDFP	ジー・シー・ディー・エフ・ピー	
	gross cystic disease fluid protein	
G-CSF	顆粒球コロニー形成刺激因子	
	granulocyte colony-stimulating factor	
GCT	顆粒細胞腫	
	granular cell tumor	
GP	化膿性肉芽腫	
	pyogenic granuloma/granuloma pyogenicum	

略語	日本語	英語
GVHD	移植片対宿主病	graft versus host disease
HBV	B型肝炎ウイルス	hepatitis B virus
HCV	C型肝炎ウイルス	hepatitis C virus
HE	ヘマトキシリン・エオシン	hematoxylin-eosin
HG	妊娠性疱疹	herpes gestationis
HHV	ヒトヘルペスウイルス	human herpes virus
HHV-6	ヒトヘルペスウイルス6型	human herpes virus-6
HIV	ヒト免疫不全ウイルス	human immunodeficiency virus
HLA	ヒト組織適合性白血球抗原	human histocompatibility leukocyte antigen
HPV	ヒト乳頭腫ウイルス	human papilloma virus
HSV	単純ヘルペスウイルス	herpes simplex virus
HTLV	ヒトT細胞白血病ウイルス	human T-cell leukemia virus
HV	種痘様水疱症	hydroa vacciniforme
ICDRG	国際接触皮膚炎研究グループ	The International Contact Dermatitis Research Group

IFN	インターフェロン	
	interferon	
Ig	免疫グロブリン	
	immunoglobulin	
IL	インターロイキン	
	interleukin	
IL-1R	インターロイキン1レセプター	
	IL-1 receptor	
IP	色素失調症	
	incontinentia pigmenti	
IPP	特発性色素性紫斑	
	idiopathic pigmentary purpura	
ITP	特発性血小板減少性紫斑病	
	idiopathic thrombocytopenic purpura	
JEB	接合部型先天性表皮水疱症	
	junctional epidermolysis bullosa	
JRA	若年性関節リウマチ	
	juvenile rheumatoid arthritis	
KA	ケラトアカントーマ	
	keratoacanthoma	
KTPP	進行性指掌角皮症（ししょうかくひしょう）	
	keratodermia tylodes palmaris progressiva	
LABC	皮膚良性リンパ節腫症	
	lymphadenosis benigna cutis	
LABD	線状 IgA 水疱症	
	linear IgA bullous dermatosis	
LE	ループスエリテマトーデス	
	lupus erythematosus	

略語	日本語 / 英語
LEOPARD症候群	黒子症、心電図異常、眼間隔開離、肺動脈狭窄、性器異常、成長遅滞、聾唖（ろうあ）症候群 lentigines, electrocardiographic abnormalitis, ocular hypertelorism, pulmonary stenosis, abnormalities of genitalia, retardation of growth, deafness
LM	悪性黒子 lentigo maligna
LMDF	顔面播種状粟粒性狼瘡（はしゅじょうぞくりゅうせいろうそう） lupus miliaris disseminatus faciei
LMM	悪性黒子型黒色腫 lentigo maligna melanoma
LP	扁平苔癬（へんぺいたいせん） lichen planus
LSA	硬化性萎縮性苔癬 lichen sclerosis et atrophicus
LTR	苔癬型組織反応 lichenoid tissue reaction
MAC	マイコバクテリウム・アビウム・イントラセルラーレ複合体 *Mycobacterium avium-intracellulare* complex
MALT	粘膜関連リンパ組織 mucosa associated lymphoid tissue
MCLS	急性熱性皮膚粘膜リンパ節症候群 acute febrile mucocutaneous lymphnode syndrome
MCTD	混合性結合組織病 mixed connective tissue disease
MDS	骨髄異形成症候群 myelodysplastic syndrome

略語

略語	日本語 / 英語
MED	最小紅斑量 minimal erythema dose
MF	菌状息肉症（きんじょうそくにくしょう） mycosis fungoides
MFH	悪性線維性組織球腫 malignant fibrous histiocytoma
MHC	主要組織適合遺伝子複合体 major histocompatibility complex
MM	悪性黒色腫（メラノーマ） malignant melanoma
MMRワクチン	麻疹・おたふくかぜ・風疹の新3種混合ワクチン measles-mumps-rubella combined vaccine
MP joint	手根中手関節 metacarpophalangeal joint
MPD	骨髄増殖性疾患 myeloproliferative disorder
	最小光毒量 minimal phototoxic dose
MRSA	メチシリン耐性黄色ブドウ球菌 methicillin-resistant *Staphylococcus aureus*
NCN	母斑細胞母斑 nevocellular nevus
Nd: YAG	ネオジミウム・ヤグ、ネオジミウム・イットリウム・アルミナム・ガーネット neodymium-yttrium-aluminum-garnet

略語	日本語	英語
NF	神経線維腫症	neurofibromatosis
	壊死性筋膜炎	necrotizing fasciitis
NLE	新生児エリテマトーデス	neonatal lupus erythematosus
NM	結節型黒色腫	nodular melanoma
NMF	天然保湿因子	natural moisturizing factor
NP	色素性母斑	nevus pigmentosus
NSAID	非ステロイド性抗炎症薬	nonsteroidal antiinflammatory drug
OAS	口腔アレルギー症候群	oral allergy syndrome
ODT	密封包帯療法	occlusive dressing technique
PCT	晩発性皮膚ポルフィリン症	porphyria cutanea tarda
PDT	光線力学療法	photodynamic therapy
PF	落葉状天疱瘡（てんぽうそう）	pemphigus foliaceus
PG	プロスタグランジン	prostaglandin
	化膿性肉芽腫	pyogenic granuloma

略語

PHN	帯状疱疹後神経痛	
	postherpetic neuralgia	
PIP joint	近位指節間関節	
	proximal interphalangeal joint	
PLC	慢性苔癬状粃糠疹（たいせんじょうひこうしん）	
	pityriasis lichenoides chronica	
PLE	多形日光疹	
	polymorphous light eruption	
PLEVA	急性痘瘡状苔癬状粃糠疹（とうそうじょうたいせんじょうひこうしん）	
	pityriasis lichenoides et varioliformis acuta	
PM	多発性筋炎	
	polymyositis	
PN	結節性多発動脈炎	
	polyarteritis nodosa	
PNP	腫瘍随伴性天疱瘡	
	paraneoplastic pemphigus	
POEMS症候群	多発神経疾患、臓器肥大症、内分泌疾患、単クローン、ガンマパチー、皮膚病変（症候群）、Crow-Fukase 症候群	
	plasma cell dyscrasia with polyneuropathy, organomegaly, endocrinopathy, M-protein, and skin changes	
PPD	精製無蛋白標準ツベルクリン	
	purified protein derivative 1 (of tuberculin)	
PPP	掌蹠膿疱症（しょうせきのうほうしょう）	
	pustulosis palmaris et plantaris	
PR	部分寛解	
	partial response	

PSL	プレドニゾロン	
	prednisolone	
Pso	尋常性乾癬（かんせん）	
	psoriasis vulgaris	
PSS	進行性全身性強皮症	
	progressive systemic sclerosis	
PUPPP	妊娠性瘙痒性蕁麻疹様丘疹と斑点	
	pruritic urticarial papules and plaques of pregnancy	
PUVA	ソラーレン長波長紫外線	
	psoralen-ultraviolet A	
PV	尋常性天疱瘡（てんぽうそう）	
	pemphigus vulgaris	
PXE	弾性線維性仮性黄色腫	
	pseudoxanthoma elasticum	
RA	関節リウマチ	
	rheumatoid arthritis	
RDEB	劣性栄養障害型先天性表皮水疱症	
	recessive dystrophic epidermolysis bullosa	
REAL 分類	リアル分類	
	revised European-American Classification of Lymphoid Neoplasms	
RF	リウマトイド因子	
	rheumatoid factor	
SADBE	エス・エー・ディー・ビー・イー、サドベ	
	squaric acid dibutylester	
SALT	皮膚関連リンパ組織	
	skin associated lymphoid tissue	

略語

SCC	有棘(ゆうきょく)細胞癌	
	squamous cell carcinoma	
SCLE	亜急性皮膚エリテマトーデス	
	subacute cutaneous lupus erythematosus	
SDB	真皮浅層熱傷	
	superficial dermal burn	
SjS(SS)	シェーグレン症候群	
	Sjögren syndrome	
SJS	スティーブンス・ジョンソン症候群	
	Stevens-Johnson syndrome	
SK	脂漏性角化症(しろうせいかくかしょう)	
	seborrheic keratosis	
	老人性角化症	
	senile keratosis	
SLE	全身性エリテマトーデス	
	systemic lupus erythematosus	
SPD	角層下膿疱症	
	subcorneal pustular dermatosis	
SPF	光防御因子	
	sun protection factor	
SS	セザリー症候群	
	Sézary syndrome	
SSc	全身性強皮症	
	systemic sclerosis	
SSM	表在拡大型黒色腫	
	superficial spreading melanoma	
SSSS (4S)	ブドウ球菌性熱傷様皮膚症候群	
	staphylococcal scalded skin syndrome	

略語	日本語	英語
ST（合剤）	サルファ剤とトリメトプリムの合剤	sulfamethoxazole-trimethoprim
STD	性感染症	sexually transmitted disease(s)
STI	性感染症	sexually transmitted infection
STS	脂質抗原による梅毒血清反応	serological test for syphilis
STSG	分層植皮	split thickness skin grafting
TAO	閉塞性血栓性血管炎	thromboangitis obliterans
TEN	中毒性表皮壊死剝離症	toxic epidermal necrolysis
TEWL	経表皮水分喪失	transepidermal water loss
TP	トレポネーマ・パリドゥム（梅毒の病原体）	*Treponema pallidum*
TPHA test	梅毒トレポネーマ血球凝集試験	*Treponema pallidum* hemagglutination test
TSH	甲状腺刺激ホルモン	thyroid-stimulating hormone
TSLS	トキシックショック様症候群	toxic shock-like syndrome
TSS	トキシックショック症候群	toxic shock syndrome
TSST	トキシックショック症候群毒素	toxic shock syndrome toxin

TTP	血栓性血小板減少性紫斑病	
	thrombotic thrombocytopenic purpura	
UV	紫外線	
	ultraviolet ray	
UVA	長波長紫外線	
	ultraviolet A	
UVB	中波長紫外線	
	ultraviolet B	
VV	尋常性疣贅（ゆうぜい）	
	verruca vulgaris	
	尋常性白斑、白なまず	
	vitiligo vulgaris	
VZV	水痘・帯状ヘルペスウイルス	
	varicella-zoster virus	
XP	色素性乾皮症	
	xeroderma pigmentosum	
ZS	ボチ（亜鉛華軟膏）	
	zincum oxydatum salbe（ドイツ語）	

薬剤索引

欧文

5-FU	51,89
ABK	68
ABPC	61
ABPC/MCIPC	62
ABPC/SBT	63
ACNU	89
ACPC	62
ACT-D	90
ACV	60
AMK	68
AMPC	61
AMPC/CVA	63
AMPH	76
Ara-A	60
Ara-C	89
ASPC	61
AZM	71
BAPC	62
BIPM	67
BLM	90
CAM	71
CAZ	65
CBDCA	91
CCL	64
CDDP	91
CDTR-PI	66
CEX	63
CEZ	63
CFDN	66
CFIX	66
CFPM	65
CFPN-PI	66
CFTM-PI	65
CLDM	71
CMZ	64
CPA	89
CPDX-PR	66
CPFX	73
CPR	65
CPT-11	90
CTM	64
CTM-HE	64
CTRX	65
CTX	64
CXM-AX	64
CZOP	65
DBECPCG	61
DNR	90
DOX	90
DOXY	70
DRPM	67
DTIC	89
DTX	90
EB	75
EM	70
FAD	84
FCV	60
FLCZ	76
FMOX	67
FOM	68
FRPM	67
GM	68
GRNX	74
IFNβモチダ	88

INH	74	VCM	69
IPM/CS	67	VCR	90
ITCZ	76	VDS	90
L-キサール	63	VEニコチネート	86
L-ケフレックス	63	VP-16	90
LFLX	73		
LMOX	67	あ	
LVFX	72	アイエーコール	91
LZD	74	アイコザール	38
MCFG	77	アイピーディ	59
MEPM	67	アイラックス	60
MFLX	74	亜鉛華単軟膏	46
MINO	70	亜鉛華軟膏	46
MMC	90	アクアチム	41
MPA	91	アクチオス	60
MTX	89	アクチダス	60
NE	86	アクチノマイシンD	90
NFLX	72	アクトシン	50
OFLX	72	アクトネル	83
PAPM/BP	67	アクロマイシン	70
PCG	61	アクロマイシン軟膏	41
PEP	90	アシクリル	60
PIPC	62	アシクロビル	39,60
PTX	90	アシクロビン	60
PZFX	74	アジスロマイシン水和物	71
RFP	75	アシビル内服ゼリー	60
RXM	71	アシロベック	60
SBT/CPZ	65	アシロミン	60
SBTPC	62	アスコルビン酸	86
SPFX	73	アズサレオン	57
ST合剤	75	アスゼス	47
TAM	91	アスゾール	78
TAZ/PIPC	63	アスタット	38
TBPM-PI	67	アストプチン	55
TC	70	アストリック	60
TEIC	69	アズノール	47
TFLX	73	アスファーゲン	59
VACV	60	アスポキシシリン水和物	61

アスモット	57	アモリン	61
アセチロール	52	アモロルフィン塩酸塩	39
アゼピット	55	アラーゼ	39
アゼプチン	55	アラエビン	39
アゼラスチン塩酸塩	55	アラセナ-A	39,60
アダパレン	49	アリナミンF	84
アタラックス、P	54	アリプロスト	92
アダリムマブ	93	アリマン	56
アデコック	56	アルカドール	82
アデフラビン	84	アルクロメタゾンプロピオン酸エステル	44
アデフロニック	46	アルシオドール	82
アデロキザール	85	アルゾナ	43
アドバン	91	アルテジール	92
アトピクト	56	アルビード	57
アドメッセン	55	アルファカルシドール	82
アトラント	38	アルファスリー	82
アドリアシン	90	アルファロカシル	52
アドリアマイシン	90	アルファロール	82
アナミドール	42	アルプロスタジル	92
アニミング	53	アルプロスタジル　アルファデクス	50
アピスタンディン	92	アルベカシン硫酸塩	68
アフゾナ	43	アルメタ	44
アフタシール	51	アレグラ	56
アフタゾロン	51	アレゲイン	57
アフタッチ	51	アレジオテック	57
アプテシン	75	アレジオン	57
アベロックス	74	アレトン	56
アボコート	44	アレナピオン	57
アミカシン硫酸塩	68	アレルオフ	57
アミカマイシン	68	アレルギン	53
アミファーゲンP	59	アレロック	57
アムシノニド	43	アレンドロン酸	82
アムホテリシンB	76	アレンドロン酸ナトリウム水和物	82
アムリード	38	アレンフラール	64
アモキシシリン	61	アロートール	82
アモキシシリン水和物	61	アロビックス	49
アモキシシリン水和物・クラブラン酸カリウム	63	アロミドン	43
アモペニキシン	61	アンスルマイラン	63

薬剤索引

アンテベート	42
アンピシリン・クロキサシリンナトリウム水和物	62
アンピシリン水和物	61
アンピシリンナトリウム・スルバクタムナトリウム	63
アンフラベート	42

い

イオウ・カンフル	40
イオウ・カンフルローション	40
イコナゾン	76
イスコチン	74
イセコバミン	85
イソジンシュガーパスタ	50
イソニアジド	74
イデノラート	76
イドメシン	46
イトラート	76
イトラコナゾール	76
イトラコネート	76
イトラコン	76
イトラリール	76
イトリゾール	76
イトロン	43
イブプロフェンピコノール	47
イプロニン	48
イベルメクチン	78
イミキモド	39
イミスタン	67
イミベナーム	67
イミペネム・シラスタチン	67
イミペネム・シラスタチナトリウム	67
イムネース	88
イリノテカン塩酸塩(水和物)	90
イワザック	47
イワデクト	50
イワトミド	56
インターフェロンベータ	88
インダスト	67

インテバン	46
インドノール	46
インドメ	46
インドメタシン	46
インナミット	46
インフリキシマブ	93
インベスタン	53

う

ウイルソン	46
ウナセラ	72
ウフェナマート	47
ウリモックス	52
ウレアクリーム	52
ウレパール	52

え

エアーナース	39
エアゾリンD1	45
エアリート	52
エースミン	51
エキザルベ	45
エクラー	43,45
エサンプトール	75
エスアリネート	84
エセブロン	86
エタンブトール塩酸塩	75
エトポシド	90
エトレチナート	92
エバスチン、OD	57
エバステル	57
エパテック	47
エピナスチン（塩酸塩）	57
エプトール	75
エマルック	91
エメダスチンフマル酸塩	57
エメロミン	57
エリカナール	64

エリスロシン	70
エルシボン	82
エルタシン	41,68
エルピナン	57
エレクター	55
塩酸アゼラスチン	55
塩酸エピナスチン	57
塩酸シプロフロキサシン	73
塩酸バンコマイシン	69
塩酸ブテナフィン	39
塩酸ミノサイクリン	70
エンドキサン	89
エンベシド	38
エンペラシン	81

お

オイラックス、H	45,46
オーグメンチン	63
オーハラキシン	72
オーレキシン	63
オーロライド	71
オキサトーワ	56
オキサトミド	56
オキサロール	52
オキロット	56
オクソラレン、錠	49
オゼックス	73
オノン	58
オフロキサシン	72
オメガシン	67
オラセフ	64
オラペネム	67
オルガドロン	80
オルセノン	50
オルテクサー	51
オロパタジン塩酸塩	57
オンコビン	90

か

ガーランド	56
カイノチーム	42
カサール	39
カシミー	68
カチリ	46
カデックス	50
カラシミンC	86
カラミン	46
カルシタミン	82
カルシポトリオール	52
カルファリード	82
カルフィーナ	82
カルプラニン	49
カルプロニウム塩化物	49
カルベニン	67
カルボプラチン	91
カンプト	90

き

キサフロール	72
キソラミン	53
吉草酸酢酸プレドニゾロン	44
キプレス	58
キョウミノチン	59
強力ネオミノファーゲンシー	59
強力レスタミンコーチゾン軟膏	45
キロサイド	89
キングローン	44
キンダベート	44
キンダロン	44

く

クーペラシン	70
クラドイド	52
クラバモックス	63
クラビット	72

薬剤索引

クラフォラン	64
クラリシッド	71
クラリス	71
クラリスロマイシン	71
クラリチン	58
クラロイシン	71
グリコベース	42
グリジール	42
クリダマシン	71
グリチルリチン酸モノアンモニウム	59
グリチロン皮下注	59
グリパスC	52
グリファーゲン、C	59
グリベルチン	59
グリメサゾン	45
クリレール	64
クリンダマイシン	41,71
クリンダマイシン塩酸塩	71
クリンダマイシンリン酸エステル	41,71
クリンダマイシンリン酸エステルゲル	41
グルコリンS	59
クレ・ママレット	53
クレイトン	79
クレマスチン（フマル酸塩）	53
クレマニル	53
クロール・トリメトン	53
クロコデミン	81
クロストリン	38
グロスパール	60
クロタミトン	46
クロダミン	53
クロトリマゾール	38
クロベート	60
クロベタゾールプロピオン酸エステル	42
クロベタゾン酪酸エステル	44
クロベタボロン	44
クロマイP軟膏	41
クロルフェニラミンマレイン酸塩	53

け	
ケイテン	65
ゲーベン	50
ケトコナゾール	38
ケトチフェン	55
ケトチフェンフマル酸塩	55
ケテン	55
ケトパミン	38
ケトプロフェン	47
ケナコルト-A	80
ケナログ口腔用	51
ケフポリン	64
ケフラール	64
ケフレックス	63
ケベラS	59
ケミスポリン	64
ケラチナミン	52
ケラベンス	52
ケリグロール	44
ケルガー	39,77
ゲルナート	41
ゲンタシン	41,68
ゲンタマイシン硫酸塩	41,68
ケントン	86

こ	
コスメゲン	90
コトゾール	38
コハクサニン	79
コメスゲン	85
コンベック	47

さ	
ザーネ	48
ザイザル	57
サイベース	43
ザイボックス	74

118 すぐ調 ● 皮膚科

サクコルチン	81	シタラビン	89
サクシゾン	79	シバスタン	73
ザジテン	55	ジフェンヒドラミン	48
サジフェン	55	ジフェンドラミンラウリル硫酸塩	48
サトウザルベ	46	シプキサノン	73
サラチン	55	ジフラール	42
サリチル酸	49	ジフルカン	76
サリチル酸ワセリン軟膏	49	ジフルコルトロン吉草酸エステル	43
サリベート	51	ジフルプレドナート	43
サルジメン	55	シプロキサン	73
ザルックス	43	シプロキノン	73
ザルツクラール	64	シプロフロキサシン	73
サレックス	42	シプロヘプタジン塩酸塩	54
サロダン	47	ジフロラゾン酢酸エステル	42
サワシリン	61	ジベンザック	47
酸化亜鉛	46	シマロン	42
		ジメチルイソプロピルアズレン	47
し		硝酸銀	52
ジアフェニルスルホン	92	ジルダザック	47
シークナロン	56	ジルテック	57
シーシーエル	64	シルベラン	39
シータック	86	シンクル	63
シーヌン	72	シングレア	58
紫雲膏	52		
ジェニナック	74	**す**	
シオジニル	66	水溶性ハイドロコートン	79
シオスナール	39	水溶性プレドニン	79
シオマリン	67	スクロード	50
ジキリオン	55	スタデルム	47
シクラシリン	62	スチブロン	43
シクロピロクスオラミン	39	ストバニール	72
ジクロフェナクNa	46	ストロメクトール	78
ジクロフェナクナトリウム	46	スパクリット	56
シクロホスファミド	89	スパラ	73
シスプラチン	91	スパルフロキサシン	73
ジスプロチン	73	スピール膏M	49
ジスロマック	71	スピラゾン	44
ジスロン	54	スプデル	55

スプラタストトシル酸塩	59		セファレキシン	63
スプロフェン	47		**セファレックス SR**	63
スペルゾン	65		セフィーナ	66
スミル	47		セフィキシム	66
スルタミシリントシル酸塩水和物	62		セフィラート	66
スルタムジン	65		セフィローム	65
スルバクシン	63		セフエビム塩酸塩(水和物)	65
スルバクタム・アンピシリン	63		**セフセフ**	65
スルバクタムナトリウム・セフォペラゾンナトリウム	65		セフォゾプラン塩酸塩	65
スルバシリン	63		セフォタキシムナトリウム	64
スルファジアジン	50		**セフォタックス**	64
スルファジアジン銀	50		**セフォチアム(塩酸塩)**	64
スルファジアジンパスタ	50		セフォチアムヘキセチル塩酸塩	64
スルファメトキサゾール・トリメトプリム	75		**セフォチアロン**	64
スルプロチン	47		**セフォン**	65
スルベゾール	65		セフカペンピボキシル塩酸塩	66
スルペラゾン	65		**セフキソン**	65
スレンダム	47		セフジトレンピボキシル	66
			セフジニル	66
せ			**セフスパン**	66
			セフゾン	66
セキシム	66		セフタジジム(水和物)	65
セキスパノン	66		セフテラムピボキシル	65
セキタール	56		セフトリアキソンナトリウム	65
セキトン	55		セフトリアキソンナトリウム水和物	65
セクター	47		**ゼフナート**	38
セクロダン	64		**セフニール**	66
ゼスラン	56		**セフパ**	66
セチリジン塩酸塩	57		セフピロム硫酸塩	65
セトラート	65		セフポドキシムプロキセチル	66
セドリプス	56		**セフマゾン**	63
セナプロスト	92		セフメタゾールナトリウム	64
セパダシン	65		**セフメタゾン**	64
セピドナリン	64		**セフルトール**	64
セファクロル	64		セフロキシムアキセチル	64
セファゾリン Na	63		**セフロニック**	65
セファゾリンナトリウム	63		セポキシム	66
セファピコール	63		**ゼムロン**	52
セファメジン α	63			

ゼルス	38		タオン	38
セルテクト	56		タカルシトール水和物	52
セルトミド	56		ダカルバジン	89
セルマレン	56		タキソール	90
セルモロイキン	88		タキソテール	90
セレスターナ	81		タクロリムス水和物	49
セレスタミン	81		タゴシッド	69
セレロイズ	52		タスオミン	91
セロイク	88		タゾバクタム・ピペラシリン水和物	63
セロニード	65		タツミキシン	72
センセファリン	63		タベジール	53
			タモキシフェン	91
そ			タモキシフェンクエン酸塩	91
ソアナース	50		ダラシン	41,71
ゾシン	63		ダラシン S	71
ゾビクロビル	60		タリオン	57
ゾビスタット	60		タリザート	72
ゾビラックス	39,60		タリビッド	72
ソフラチュール	41		タリフロン	72
ソマトロン	65		タルメア	44
ソル・コーテフ	79		ダレン	57
ソル・メドロール	80		タンデトロン	92
ソル・メルコート	80			
ソルコート	80		**ち**	
ソルコセリル	50		チエクール	67
ソルニム	42		チエナム	67
ソルベガ	42		チエペネム	67
ソロミー	43		チオキネート	85
			チガソン	92
た			チムケント	57
ダイアコート	42		注射用フィルデシン	90
タイセゾリン	63		チョコラ A	84
ダイフェン	75		チンク	46
ダイプロセル	43		チンク油	46
タイペラシリン	62			
ダイヤビタン	84		**て**	
ダウノマイシン	90		ディーアルファ	82
ダウノルビシン塩酸塩	90		ディーピーポロン	43

薬剤索引

テイコプラニン	69	デルムサット	43
ディフェリン	49	デルモゾール	44
デカコート	80	デルモゾールDP	43
デカドロン	80	デルモゾールG	45
テガフール	51	デルモベート	42
デキサート	80	デルモランF	45
デキサメサゾン	80	デルモリチン	86
デキサメサゾンエリキシル	80		
デキサメタゾン	51		

と

デキサメタゾン吉草酸エステル	43
デキサメタゾンプロピオン酸エステル	43
デキサメタゾンリン酸エステルナトリウム	80
デキサルチン	51
デキサンVG	45
テクスメテン	43
デズワルト	55
テセロイキン	88
テトラサイクリン塩酸塩	41,70
テビーナ	39,77
テビナシール	39,77
テビペネム ピボキシル	67
デプロドンプロピオン酸エステル	43,45
デポ・メドロール	80
テラ・コートリル	45
テラジアパスタ	50
テラセフロン	56
テラマイシン軟膏〈ポリB含有〉	41
テラミロン	65
テルギンG	53
デルスパート	42
デルゾン	51
デルトーマ	56
デルトピカ	42
テルビー	77
テルビナール	77
テルビナフィン（塩酸塩）	39,77
テルフィナビン	39,77
テルミシール	39,77

ドイル	61
トーラスタン	56
トキオ	63
トキオゾール	64
トキクロル	64
ドキシサイクリン塩酸塩水和物	70
ドキシル	90
ドキソルビシン塩酸塩	90
トクダーム	45
トコニジャスト	86
トコフェロール酢酸エステル	86
トコフェロールニコチン酸エステル	86
トコレチナート	50
トシラート	59
トスキサシン	73
トスフロキサシントシル酸塩	73
トスフロキサシントシル酸塩水和物	73
ドセタキセル水和物	90
トパルジック	47
トプシム	42
トポテシン	90
ドボネックス	52
トミール	60
トミロン	65
トヨファロール	82
トラコナ	76
トラニラスト	55
トラフェルミン	50
トリアムシノロン	80

トリアムシノロンアセトニド	44,51,80
トリシノロン	44
ドリベネム水和物	67
ドルナー	92
ドルナリン	92
ドルミジンパスタ	50
トレチノイントコフェリル	50
ドレニゾン	45

な

ナジフロ	41
ナジフロキサシン	41
ナジロキサン	41
ナスパルン	65
ナタジール	60
ナパゲルン	47
ナプトピン	59
ナボール	46
ナミマイシン	70
ナルタール	43

に

ニコ	86
ニコアゾリン	76
ニコチン酸アミド	85
ニゾラール	38
ニチEネート	86
ニチファーゲン	59
ニトラゼン	38
ニドラン	89
ニポラジン	56
ニムスチン塩酸塩	89
尿素	52

ね

ネオファーゲン、C	59
ネオマレルミン	53
ネオレスタール	53
ネオレスタミン	53
ネグミンシュガー	50
ネチコナゾール塩酸塩	38
ネドリール	77
ネリゾナ	43

の

ノイメチコール	85
ノイロトロピン	59
ノギロン	44
ノルキシフェン	91
ノルコット	44
ノルパデックス	91
ノルフロキサシン	72
ノルポート	59

は

ハーユロン	43
ハイコート	81
ハイシー	86
バイシリン	61
ハイセチンP	41
ハイトコパミンM	85
ハイピリドキシン	85
ハイボン	85
ハイミタン	85
バイラブ	85
バカンピシリン塩酸塩	62
パキソ	47
バクシダール	72
ハクセリン	38
バクタ	75
バクトラミン	75
バクフォーゼ	65
パクリタキセル	90
パシル	74
パズクロス	74
パスタロン	52

バスティーン	72
バストシリン	62
パズフロキサシンメシル酸塩	74
ハスレン	47
パセトクール	64
パセトシン	61
ハタナジン	54
バトラフェン	39
バナール、N	86
バナセファン	66
バナン	66
パニペネム・ベタミプロン	67
パフロキサール	72
ハベカシン	68
パラシクロビル塩酸塩	60
パラプラチン	91
パラマイシン	41
ハリゾン	76
バルクス	92
バルデス	44
バルトックス	86
バルトレックス	60
パルファード	54
パルファジン	86
バレオン	73
ハレムニン	56
ハロスポア	64
ハロスミン	68
バンコマイシン（塩酸塩）	69
バンコミン	85
パンスポリン、T	64
ハンダラミン	71
パンテチン	86
パンデル	43
パントシン	86
パンピオチン	86
パンホリータ	86
パンマイシン	69

ひ

ビアペネム	67
ビーコバM	85
ビーシー	86
ビーソフテン	52
ピータゾン	44
ビオチン	87
ビクシリン	61
ビクシリンS	62
ビクロックス	60
ピクロノール	38
ヒシデニン	84
ヒシファーゲンC	59
ピシリアント	62
ピシリバクタ	63
ヒシレタン	56
ビスオ	44
ビスカルツ	76
ビスコザール	42
ビスコボール	38
ビスコリン	86
ビスダーム	43
ヒスタール	53
ヒスタグロビン	59
ヒスタブロック	81
ヒスタリジン	54
ヒズポット	43
ヒスポラン	56
ビスミラー	53
ビスルシン	63
ヒスロンH	91
ピゾクロス	39,60
ビタC	86
ビタシミン	86
ビタシン	86
ビタゼックス	85
ビタファント、F	84

ビタミロアルファ	82
ビタミンA	48
ビタミンC	86
ビタミンE	86
ビダラビン	39,60
ビドキサール	85
ヒドラ	74
ビトラ	44
ヒドロキシジン	54
ヒドロコルチゾンコハク酸エステルナトリウム	79
ヒドロコルチゾンリン酸エステルナトリウム	79
ピナジオン	57
ビフェルチン	55
ビフォノール	38
ビフビン	39,60
ヒフメタ	43
ビブラマイシン	70
ピペユンシン	62
ピペラシリンNa	62
ピペラシリンナトリウム	62
ビホナゾール	38
ヒュミラ	93
ピラス	39,77
ピリドキサール	85
ピリドキサールリン酸エステル水和物	85
ヒルドイド	52
ピルヘキサル	39,60
ビルミチン	38
ピレタゾール	64
ピロキシカム	47
ビンクリスチン硫酸塩	90
ビンデシン硫酸塩	90

ふ

ファーストシン	65
ファムシクロビル	60
ファムビル	60
ファルラックス	60
ファロペネムナトリウム水和物	67
ファロム	67
ファンガード	77
ファンギゾン	76
フィナステリド	93
フィニバックス	67
フィブラスト	50
フィルデシン	90
フェキソフェナジン塩酸塩	56
フェナゾール	47
フェニラミン	53
フェノール・亜鉛華リニメント	46
フェノルルン	91
フェルデン	47
フェルビナク	47
フェロン	88
フォサマック	82
ブクラデシンナトリウム	50
フサコール	55
フシジン酸ナトリウム	41
フシジンレオ	41
フスチゲン	55
ブテナフィン塩酸塩	39
フトラフール	51
フマル酸ケトチフェン	55
フマルトン	55
フマルフェン	55
フラジール	78
フラジオマイシン硫酸塩	41
フラジレン	84
フラゼミシン	68
プラチビット	82
フラッド	84
プラデスミン	81
プラトシン	91
フラノス	76
プラパスタ	43
フラビタン	84

フラビンアデニンジヌクレオチド	84	プレドニゾロン	44,79
フランカルボン酸モメタゾン	42	プレドニゾロンコハク酸エステルナトリウム	79
フランジン	62	プレドニン	79
フランセチン・T・パウダー	41	プレロン	79
プランルカスト（水和物）	58	プロアクト	65
プリドール	80	プロアリシン	46
プリプラチン	91	フロキン	72
プリモール	73	プロゲストン	91
プリンク	92	プロサイリン	92
フルオシノニド	42	プロジフ	76
フルオシノロンアセトニド	44,45	フロジン	49
フルオロウラシル	51,89	プロスタリン	92
フルカード	76	プロスタンディン	50
フルカジール	76	プロスナー	92
フルコート	44	フロダーム	43
フルコートF	45	プロドナー	92
フルコナゾール	76	プロトピック	49
フルコナゾン	76	プロパデルム	44
フルスルチアミン	84	プロペシア	93
フルゾナール	76	プロメタゾン	43
フルダラ	89	プロメライン	50
フルダラビンリン酸エステル	89	プロメライン軟膏	50
フルタンゾール	76	フロモキセフナトリウム	67
プルテツシン	68	フロモックス	66
フルドロキシコルチド	45	フロリードD	38
プルナ	38	プロルナー	92
フルナート	43		
プルバトシン	68	へ	
フルベアンコーワ	45	ペイトン	73
フルポロン	44	ベーゼックス	85
フルマリン	67	ベギータゲル	46
フルメタ	42	ペキロン	39
フルメチ	84	ベギン	52
ブレオ	90	ベクタン	86
ブレオS	51	ベクトミラン	44
ブレオマイシン塩酸塩	90	ベクラシン	44
ブレオマイシン硫酸塩	51	ベクロメタゾンプロピオン酸エステル	44
プレクルス	55	ベシカム	47

126 すぐ調 ● 皮膚科

ベスタゾン	42	ベンダザック	47
ベストルナー	92	ベントシリン	62
ベセルナ	39	ベンマリン	62

ほ

ベタセレミン	81	ボアラ	43
ベタメタゾン	81	ボキシロン	65
ベタメタゾン吉草酸エステル	44,45	ホスカリーゼ	68
ベタメタゾンジプロピオン酸エステル	43	ホスフルコナゾール	76
ベタメタゾン酪酸エステルプロピオン酸エステル	42	ホスポール	38
ベタメタゾンリン酸エステルナトリウム	81	ホスホマイシン Na	68
ベトネベート	44	ホスホマイシンカルシウム水和物	68
ベトネベート N	45	ホスホマイシンナトリウム	68
ベトノバール G	45	ホスホミン	68
ベナパスタ	48	ホスマイ	68
ベナザール	56	ホスミシン、S	68
ベナンジール	53	ホスラビン	39
ペニシリン G カリウム	61	ホソイドン	52
ベネット	83	ポチシート	46
ヘパダーム	52	ボナロン	82
ヘパリン類似質	52	ポビドリン	50
ペプシド	90	ホモクリシン	54
ペプレオ	90	ホモクロミン	54
ペプロマイシン硫酸塩	90	ホモクロルシクリジン塩酸塩	54
ペペシン	56	ポラジット	53
ベポタスチンベシル酸塩	57	ポララミン	53
ベラストリン	92	ポリシラール	44
ベラドルリン	92	ボルタレン	46
ベラプロストナトリウム	92	ボレー	39
ベラホルテン	54	ホロサイル S	68
ペリアクチン	54	ボロセーブ	82
ベルクスロン	39,60	ボンアルファ	52
ベルナール	92	ボンアルファハイ	52

ま

ヘルボッツ	57	マイアロン	42
ベルマトン	68	マイコスポール	38
ベルラー	92	マイコゾール	38
ペングッド	62		
ベンジルペニシリンカリウム	61		
ベンジルペニシリンベンザチン水和物	61		
ベンジング	73		

マイザー	43
マイセラ	42
マイトマイシン、C	90
マインベース	71
マキサカルシトール	52
マキシビーム	65
マゴチフェン	55
マゴチミン	53
マスレチン	53
マハディ	42
マリンゾール	38
マルスチン	53
マレイン酸クロルフェニラミン	53

み

ミカファンギンナトリウム	77
ミカメタン	46
ミコシスト	76
ミコナゾール硝酸塩	38
ミタン B_2	85
ミドシン	71
ミノサイクリン塩酸塩	70
ミノトーワ	70
ミノフィット	59
ミノペン	70
ミノマイシン	70
ミルドベート	44

め

メイアクト	66
メインベート	43
メキタジン、DS	56
メキタゼノン	56
メキタミン	56
メクテクト	56
メコバマイド	85
メコバラミン	85
メコラミン	85

メサデルム	43
メシル酸ガレノキサシン水和物	74
メソトレキセート	89
メチクール	85
メチコバール	85
メチコバイド	85
メチルプレドニゾロン	79
メチルプレドニゾロンコハク酸エステルナトリウム	80
メチルプレドニゾロン酢酸エステル	80
メディプロスト	92
メトキサレン	49
メトトレキサート	89
メドロール	79
メドロキシプロゲステロン酢酸エステル	91
メトロニダゾール	78
メナミン	47
メリーダム	39
メロペネム（水和物）	67
メロペン	67
メンタックス	39

も

モキシフロキサシン塩酸塩	74
モシール	65
モダケミン	65
モダシン	65
モベンゾシン	65
モメタゾンフランカルボン酸エステル	42
モンテルカストナトリウム	58

ゆ

ユーシオン-S	63
ユートロン	43
ユーパスタ	50
ユーメトン	44
ユナシン	62
ユナシン-S	63
ユナスピン	63

ユピテル	57
ユベ-E	86
ユベラ	48,86
ユベラN	86

よ

ヨウコバール	85
ヨウ素	50
ヨウテチン	86
ヨードコート	50

ら

酪酸ヒドロコルチゾン	44
酪酸プロピオン酸ヒドロコルチゾン	43
ラステット	90
ラスブジン	55
ラタモキセフナトリウム	67
ラノコナゾール	38
ラミシール	39,77
ラミセンス	55
ラミテクト	39,77
ラリキシン	63
ランダ	91

り

リアソフィン	65
リクモース	71
リザベン	55
リセドロン酸ナトリウム水和物	83
リゾチーム塩酸塩	50
リダスロン	45
リチゲーン	55
リツキサン	91
リツキシマブ	91
リドメックスコーワ	44
リネステロン	81
リネゾリド	74
リノロサール	81

リファジン	75
リファンピシン	75
リプノール	77
リフラップ	50
リプル	92
リボビス	85
リボビックス	85
リボフラビン酪酸エステル	85
リモデリン	82
硫酸セフピロム	65
リラナフタート	38
リリアジン	64
リン酸ピリドキサール	85
リンタシン	71
リンデロン	81
リンデロンDP	43
リンデロンV	44
リンデロンVG	45

る

ルイネシン	68
ルーフル	42
ルナコール	89
ルナポン	89
ルミオス	55
ルリクールVG	45
ルリコナゾール	39
ルリコン	39
ルリシン	71
ルリッド	71

れ

レクチゾール	92
レスタミン	48
レダコート	44,80
レチコラン	85
レチノールパルミチン酸エステル	84
レボセチリジン塩酸塩	57

レボフロキサシン(水和物)	72		ロミカシン	68
レミカット	57		ロメバクト	73
レミケード	93		ロメフロキサシン塩酸塩	73
レミゲン	59		ロラタジン	58
レンチェンス	38			

ろ

			わ	
ローミス	85		ワークミン	82
ロキシスロマイシン	71		ワイスタール	65
ロキシマイン	71		ワイドコール	52
ロキスリッド	71		ワイドシリン	61
ロキライド	71		ワカデニン	84
ロコイド	44		ワプロンP	51
ロゼクラート	65		ワンアルファ	82
ロセフィン	65		ワンタキソテール	90